오늘도
이 닦으며

천만 원
법니다

오늘도 이 닦으며 천만 원 법니다

지은이 김선이
그린이 이경선
펴낸이 임상진
펴낸곳 (주)넥서스

초판 1쇄 발행 2022년 5월 2일
초판 2쇄 발행 2022년 5월 6일

출판신고 1992년 4월 3일 제311-2002-2호
10880 경기도 파주시 지목로 5 (신촌동)
Tel (02)330-5500 Fax (02)330-5555

ISBN 979-11-6683-255-0 03510

www.nexusbook.com

엄마가 된 치과위생사의 다정한 치카 이야기

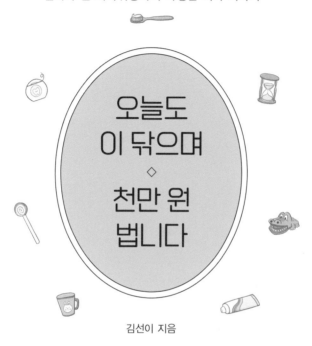

오늘도
이 닦으며
천만 원
법니다

김선이 지음

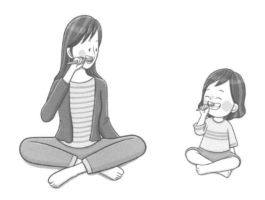

넥서스BOOKS

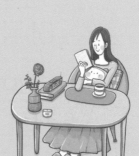

우윳빛 커튼이 처져 있는 단정한 거실에는 잔잔한 유키
구라모토의 'Lake Louise'가 흐른다. 말끔한 식탁 위엔
연한 핑크색 라넌큘러스 한 송이와 유칼립투스 몇 가닥이
살랑인다. 쌉쌀한 커피 향이 풍기는 이곳에서 푹신한 인
형을 안고, 좋아하는 작가의 얇지도 두껍지도 않은 소설
책을 한 손에 잡은 채 엄마만의 시간에 빠져든다.

이상이 반드시 현실이 되지는 않는다.

낮인지 밤인지 알 수 없는 정신 상태이지만, 내 새끼가 이쁜 건 고슴도치 못지않다. 누굴 닮아 이렇게 뽀얗고 통통한지 꼭 안고 눈만 마주쳐도 애틋하다. 품에서 잠든 아이를 안고 지나다 거실 한쪽 거울에 비친 내 모습이 보였다. 뽀얗게 살이 오른 아이와는 때깔부터가 다르다. 주인집 아기씨를 모시는 향단이가 이럴까. 뽀얀 아기만 보며 사는 동안 내 때깔은 들여다 볼 여유조차 없었나 보다.

'오늘 세수는 했던가. 머리를 언제 빗었더라….'

한때 단정하고 세련된 엄마를 꿈꾸던 여자가 어디 급히 도망이라도 갈 머리 모양새를 한 채로 거울 앞에 서 있었다. 심지어 신랑의 펑퍼짐한 반바지는 몸에 맞춘 듯이 잘 맞는다.

아이를 침대에 눕히고 나왔다. 식탁 위엔 꽃은커녕 빈 젖병과 침 범벅이 된 바나나 치발기, 밥풀이 들러붙은 먹다 남은 그릇과 알록달록한 장난감들 천지다. 그뿐이겠는가?! 의자며 바닥이며 군데군데 밥알이…, 또 허리를 숙여 식탁 아래로 기어 들어간다. 아이를 낳기 전엔 정말 몰랐다. 식탁 앞에 무릎을 꿇는 일이 이리도 잦을 줄은….

나는 '엄마'가 된 치과위생사다.

당당한 치과위생사에서 엄마가 되었다. 열심히 이룬 어떤 것도 버리지 못하는 나였지만, '그럼에도 불구하고' 나의 최선은 '엄마'였다. 아마도 모든 엄마들이 같은 마음일 거다. 각자의 공간에서 반짝이던 그녀들이 이젠 내가 아닌 다른 이를 빛나게 할 엄마가 된 것이다.

치과위생사에서 엄마가 된 나는 내 아이의 구강 관리에 관심이 많았다. 한때 '나'의 영역이었기에 더더욱 그럴 수밖에 없었다. 다행히도 '현재' 우리집 꼬맹이는 건치를 자랑한다. 칫솔질도 어찌나 잘하는지 고슴도치 엄마가 보기엔 우리나라 다섯 살 중에 제일 잘 닦지 싶다. 하지만 처음부터 순탄했던 것은 아니었다. 이 닦자면 여기저기 도망다니고 버둥거리며 어른 둘의 진을 쏙 빼놓기도 했다. 상상과 달랐던 건 단지 식탁 위뿐만이 아니었다. 하하호호 마주 보고 미소 지으며 이를 닦는 모습도 TV에만 나오는 픽션이었던 거다.

'이래 봬도 내가 몇 년을 치과에 있었는데….'

상상과 현실이 다르듯 이론과 실제 또한 몹시 달랐다. 다른 아이들에게서 보아왔던 입안의 변화들과 이론적으로만 알고 있던 관리법들을 나의 아이에게 적용하는 것은 전혀 새로운 문제였다. 내 아이의 구강 관리 앞에 치과위생사라는 이름은 지워지고 발만 동동거리는 초보 엄마만 남았다.

빼곡히 꽂혀 있는 신랑의 책들 사이에 빛은 바랬지만 여전히 도도함을 뽐내고 있는 전공책이 눈에 띄었다. 다시 책을 펼칠 시간이었다. 아는 만큼 보인다고 했던가?! '엄마'로서 보는 책은 '치과위생사'로서 보던 책과는 전혀 다른 느낌이었다.

아이의 입안은 수시로 변한다. 나도 이렇게 낯선데, 다른 직종에 있었던 초보 엄마들에게는 그때그때의 적절한 관리가 얼마나 어려울지 상상이 안 될 정도였다. 낯선 상황에서 쉽게 도움을 받을 수 있는 인터넷 검색이나 맘카페에서의 정보 공유가 육아에 도움이 되었던 것은 사실이지만, 판단이 어려울 정도로 의견이 분분한 경우도 많았고, 가끔은 대책 없이 말도 안 되는 소문들이 당연한 진실인양 떠돌고 있기도 했다. 출산 후 며칠은 이를 닦으면 안 되니 가글만 하라는 글이 이 4차 산업 시대에도 전해지고 있다는 것에는 정말이지 어쩌나 충격이었는지 모른다.

그럼에도 우리 엄마들이 정확한 이론이나 연구에 근거한 자료나 책을 찾아보기 어려운 데에는 충분한 이유가 있다. 우선 시간적 여유가 없다는 거다. 엄마는 머리를 제대로 빗어 묶고, 말끔히 세수할 시간조차 부족하다. 차분히 앉아 식사할 여유조차 없는 와중에 정보의 옳고 그름을 판단해 가며 비판적으로 수용하는 건 시작부터 버거운 일이다. 더 결정적인 이유는 '어·렵·다.'는 거다. 건강이나 의학 관련 글들은 하나같이 난해하다. 알 수 없는 의학 용어들과 외래어, 근거를 제시하느라 참고되어 있는 온갖 그림과 표, 그래프가 난무한다. 건강을 위해서 보다가 오히려 건강이 나빠질 것 같은 기분에 건강해짐을 잠시 포기하고 당장 덮어버리고 싶어진다.

'엄마'에게 필요한 건 구색 맞춘 진지하기만 한 전공 서적이 아니라 육아 동지가 전해 주는 공감과 실전 노하우다. 보고 뒤돌면 잊혀질 정보의 나열이 아닌 우리네 이야기가 섞여 내 삶에 적용할 수 있는 살가운 이야기 말이다. 나는 초보 엄마였지만 그냥 초보 엄마는 아니었다. 치과위생사라는 정체성이 있는 한 정확히 알아야 했다. 허투루 헛소리를 쏟아 낼 순 없었다. 이론을 근거한 여러 관리 방법들을 익히고 공부하고 나누기 시작했다. '엄마'가 다른 '엄마'에게 각자가 가지고 있는 것들을 주거니 받거나 나누며 매일 더 나은 사람이 되어 가고 있다.

'엄마'가 된다는 건 아예 다른 존재가 되는 듯 새로운 삶이 시작되는 거였다. 엄마가 되기 전엔 아무도 가르쳐 주지 않았다. 그저 힘든 임신 기간만 지나면 '뿅'하고 핑크빛 나날이 펼쳐지는 줄 알았다. 알아야 할 것도 배워야 할 것도 많다. 이쯤이면 필수 과목에 '엄마학'이 있어야 하는 게 아닌가 싶기도 하다.

대부분의 엄마의 마음은 같다. 내 아이가 사는 동안 더 건강하기를, 부자가 되기를, 더 두렵지 않기를 바라는 것. 그 모든 것이 나와 함께 있지 않은 순간에도 가능하기를. 어디서건 자신의 삶을 살며 반짝이기를. 이 책의 목적은 바로 그거다. 단편적으로 '아이 이만 잘 닦아 주는 엄마'가 되는 것이 아니라 '스스로 제 몸을 돌볼 줄 아는 아이'가 되도록 돕는 일. 엄마의 칫솔질로 얻을 수 있는 건 천만 원 뿐만이 아니다. 그보다 더 값진 일은 건강한 리더, 부자로 자라는 아이의 미래를 그리는 일이다. 그 그림에 빛을 비추며 엄마의 삶 역시 빛이 나리라 믿는다.

엄마와 아이가 함께 반짝일 그날을 기대해 본다.

차 례

Chapter 1   치과를 좋아하세요?

Chapter 2   이 잘 닦고 계신가요?

Chapter 3   그들만 아는 치과 이야기

Chapter 4   천만 원 아끼는 골든 타임

Chapter 5　　　　　　　　　　　나만 알고 싶은 노하우

Chapter 6　　　　　　　　　　　지피지기면 백전백승

Chapter 7　　　　　　　　　　　　　　　**본격 구강 관리**

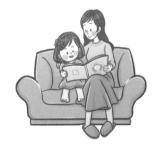

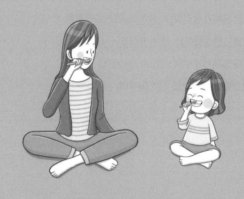

Chapter 1

치과를 좋아하세요?

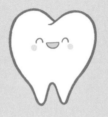

엄마가 치과를 좋아할 수 없는 이유

 엄마가 치과를 좋아하지 않는 이유는
단지 '아파서'만은 아니랍니다

"치과 하면 어떤 단어가 가장 먼저 생각나세요?" 엄마들을 만나 칫솔질 강의를 할 때 하는 질문 중 하나다. 답을 몰라서 하는 물음은 아니다. 역시나 예측은 어긋나지 않는다.

대부분 '무섭다', '아프다', '비싸다'로 시작하여 결국은 '정말 싫어요!!!'로 마무리된다. 남녀노소를 불문하여, 세대를 뛰어넘고, 국경을 초월하며, 한마음 한뜻으로 싫어하는 '그곳'. 그렇다. '치과'는 누가 뭐래도 친해지기 어려운 곳이다. 아프고 무서운데, 심지어 비싸기까지 해서 더 좋아할 수 없는 곳. 사람들이 치과를 좋아하지 않는 이유는 모두 가지각색이다.

아이들이 치과를 싫어하는 이유는 가장 원초적이다. 낯선 공간과 낯선 사람들 사이에서 차가운 의자에 바로 누워 있는 첫 단계부터가 아이들에게는 쉽지 않은 일이다. 왜 누워야 하는지도 모르겠고, 마스크를 쓴 저 이상한 사람은 대체 누구며, 주변에 있는 뾰족한 것들은 모두 자신을 향하고 있는 듯하다. 어떻게 어르고 달래어 입을 벌린다 해도 그 뒤는 더한 것들이 남아 있다. 청소기의 그것은 귀엽게 느껴질 정도의 소음과 이상한 냄새, 숨을 쉬기도 어려운데 자꾸 입을 벌리라는 (아까 그 마스크 쓴 이상한) 사람들까지, 심지어 그 와중에 입안에는 계속 물이 차오른다. 치료 중에 아프지 말라고 일부러 맞는 주사가 오히려 더 아프지 싶다. 아무리 생각해 봐도 참아내기에는 너무 어려운 상황들이다.

엄마가 되고 나니 내가 아픈 것도 싫지만, 아이가 무섭고 아픈 것은 더 보기가 어렵다. 아이가 아픈 것이 싫어서도 있지만, 사실 엄마가 치과를 싫어하는 이유는 그뿐만은 아니다.

어느 날, 치과에 엉엉 울며 반쯤 끌려오다시피 들어온 남자아이가 있었다. 벌건 얼굴이며 땀범벅에 다 갈라진 앞머리를 보아하니 밖에서 이미 한바탕 실랑이를 하고 들어오는 게 분명했다. "무서워, 싫어…. 안 해!"를 외치는 아이에게 엄마도 똑같은 말로 응수했다.

"나도 무서워, 너랑 치과 오는 게 제일 무서워!"

실랑이 끝에 겨우 검사를 마쳤다. 오랜만에 치과에 온 아이의 치료 견적은 70만 원을 조금 넘는 정도였다. 큰 어금니 두 개를 본떠야 했고, 나머지 치아들은 때워야 했다. 때우는 레진 치료가 건강보험이 적용되어 이만했지, 예전이었으면 100만 원은 거뜬히 나왔을 상태였다. 집에서 일부러 칫솔질도 하고 왔다는데, 앞니에 고춧가루며 누렇고 두꺼운 플라크가 쌓여 있는 걸보니 치아에 칫솔이 닿은 지 며칠은 지난 모양이었다.

상담하며 치료 비용을 들은 엄마는 아이에게 또,

"으유~ 너 때문에 치과 오는 게 무섭다, 무서워!!!"

어린 시절 치과가 싫고 무서운 이유는 치과 특유의 소리와 냄새, 시큰한 통증 때문이다. 하지만 대개 치과에 대한 무서움과 두려움은 자라고 성인이 되면서 점차 나아진다. 사람은 적응의 동물이기에 한두 번 겪다 보면 익숙해지고 편안해지는 때가 분명히 온다. 하지만 치과 특유의 소리와 냄새, 통증에 덤덤해질 즈음 다시금 겁이 나는 것이 있었으니 바로 '치과 치료 비용'이다. 나 역시 어릴 때는 치과 '치료'가 무서웠지만, 커서 느낀 진짜 공포는 그게 아니었다. 최종 보스는 치과 치료'비'였다.

어린 아이에게 '돈'은 중요하지 않다. 당장 얼마나 입을 벌리고 있어야 하며, 저 사람이 손에 들고 있는 저건 무엇이며, 어떤 약을 바를 것인지가 중요할 뿐이다. 게다가 대체 누구를 위한 치료인지, 치료를 잘 받고 나면 그 고생(?)에 합당한 선물도 받아야 하는 것이 아이들이다.

하지만 엄마에게는 다르다. 예기치 못하게 발생한 적지 않은 지출은 다른 무언가를 포기해야 함을 뜻하기 때문이다. 일정하게 들어가던 적금을, 당장 오늘 저녁에 계획했던 외식을, 주말에 다녀오려던 여행을 포기해야 할 수도 있다. 나의 행복한 일상을 포기하게 만드는 것, 엄마가 치과를 좋아하지 않는 이유는 단지 '아파서'만은 아니다.

엄마도 아이도 이유는 다르지만, '치과'를 좋아하지 않는 것은 매한가지입니다. 삶에 중요한 치아의 관리를 위해 멀리할 수도 멀리해서도 안 되는 치과와 친해질 방법을 고민해 봐야 할 시간입니다.

100만 원짜리 짬뽕

 맛있다고 소문난 그 짬뽕은
잘못이 없습니다

맛있다고 소문난 짬뽕집에서였다. 소문은 역시 괜히 난 게 아니었다. 면발도 국물도 소문대로였고, 거기에 맛보기로 주문한 군만두까지 나무랄 데가 없었다.

"악!" 마주 앉아 있던 신랑의 표정이 심상치 않다.
"돌 씹었어?"
"아… 이 깨진 거 같아."
혀끝으로 안쪽 깊은 곳의 어금니를 더듬더듬 살펴 가며 말을 이어갔다.

또 이가 깨졌단다. 나는 매년 이가 깨져 나가고 있는 신랑의 입안을 손바닥 위에 얹은 듯 훤히 꿰뚫고 있다. 간단한 치료로 끝날 일은 아니겠다는 생각이 빠르게 머리를 스쳤다. 역시나 그 예상은 적중했고, 그날 우리가 먹은 건 100만 원짜리 짬뽕이 되었다.

작년 이맘때에는 반대쪽 이가 깨졌었다. 대부분의 치아를 치료한 신랑은 더 이상 작은 부위도 깨질만한 곳은 없었다. 그런데 기존에 잘못 때워진 부분 아래로 다시 충치가 생기면서 안쪽이 텅 비어버린 거다. 제때 올바른 치료를 받지 못한 탓이다. 공갈빵처럼 껍데기만 남아 있으니 적은 힘으로도 와르르 무너져버리는 건 당연지사였다. 그때는 견적만 200만 원이 넘게 나왔었다. 여느 집과 마찬가지로 매달 들어오는 작고 귀여운 급여에서 자비 없이 퍼가는 지출들에 빡빡하게 맞추어 사는 중이었다. 예상치 못한 지출은 많건 적건 부담스러울 수밖에 없다. 치과만 갔다 하면 짜고 맞춘 듯 100만 원은 우습게 넘어버린다. 이미 적지 않은 치료를 받아 놓은 터라 이제는 단순히 긁어내고 때우는 치료로는 어림도 없기 때문이다.

치과 치료에는 단계가 있다. 처음 1단계는 아픈 줄도 모를 때 시작된다. 살짝 생긴 충치는 치아색이 나는 '레진'으로 가볍게 긁어내고 때우면 그나마 원래 치아처럼 사용할 수 있다. 부위도 작고 아픔도 비용도 그리 부담스럽지 않은 가벼운 상태다. 하지만 그다음 2단계부터는 마음가짐이 조금 달라진다. 한 번 때웠던 치아가 탈이 나거나 애초에 작지 않은 충치일 때는 본을 떠서 금이나 다른 무언가를 붙이는 '인레이'를 해야 하기 때문이다. 이때부터는 비용도 몇십만 원 이상으로 껑충 뛰어버린다. 그다음에 탈이 나면 이제는 무서워지기 시작한다. 악명 높은 신경치료 차례다. 신경치료를 하고 치아 대부분을 갈아내 크라운까지 씌우는 일은 시간도 오래 걸리고, 통증도 비용도 적지 않아 더 아픈 느낌이다. 여기까지 온 치아는 다음 단계가 없다. 탈이 나면 같은 치료를 한 번 더 시도하거나, 치아로서의 사망 선고를 받는다.

이를 빼는 일은 아프기만 한 것이 아니라, 슬프기까지 하다. 영구치는 유치처럼 자비롭지 않은 탓이다. 빠진 영구치는 아무리 기다려도 다시 나오는 법이 없다. 인위적인 방법으로 이를 해 넣는 임플란트는 '수술'이라는 이름이 붙는 만큼 두려운 일이다. 200만 원이 훌쩍 넘던 예전에 비해서는 많이 저렴해졌지만, 대부분 100만 원을 웃돌며 시작하는지라 비용마저 공포스럽다.

어느 가정이든 치과 치료비를 미리 예산에 넣고 생활하지는 않는다. 그 때문에 '치아 보험'이라는 서비스가 있는 거지만, 결국은 조삼모사라는 이야기에 선뜻 손이 가진 않는다. 한 치아 당 적게는 몇만 원에서, 많게는 200만 원까지 이르는 게 바로 치과 치료다. 1~2단계를 껑충 뛰어 3단계로 갈 수는 있지만, 거꾸로 3단계에서 다시 1단계로 내려가는 일은 좀처럼 보기 어렵다. 치료를 받으면 받을수록 다음번에 더 큰 치료가 기다리고 있다니 살벌하기까지 하다. 여기서 잊지 말아야 할 것은, 성인의 치아가 28개라는 것이다. 이 많은 치료가 한 개의 치아에 순차적으로 일어날 수도 있는 일이라 생각하면, 예상해야 하는 전체 비용은 상상을 초월한다.

충치 치료는 가능한 초기 단계에 '잘' 받아야 한다. 그 후에는 다음 단계로 넘어가지 않도록 관리도 해야 한다. 물론 애초에 치료 받을 일이 없으면 가장 좋다. 치아를 치료하는 데에는 큰 돈이 들지만, 신기하게도 예방하는 데에는 큰돈이 들지 않는다. 치아 관리의 0단계는 결국 칫솔질이다. 칫솔질에는 그저 2,000원 남짓한 칫솔과 치실, 약간의 치약, 입을 헹궈내는 물 값 정도가 필요할 뿐이다. 사실 그 칫솔도 벌크로 쟁여 놓으면 개당 2,000원도 되지 않는다. 2,000원으로 아낄 수 있는 '돈'이 어느 정도인지 알아버렸으니 이젠 하지 않을 이유가 없다.

우리는 그날 이후로 그 맛있다고 소문난 짬뽕집에 가지 않았다. 물론 짬뽕은 아무런 잘못도 없지만 말이다.

 치과 치료 단계

치료 단계	치료 방법	중간 금액	비고
0단계	칫솔	2,000원	가상
1단계	레진	100,000원	광중합형 복합레진 우식1면
2단계	인레이	350,000원	인레이 및 온레이 간접충전(금)
3단계	크라운	550,000원	(Gold)
4단계	임플란트	1,400,000원	치과임플란트(1치당)

건강보험심사평가원, [비급여진료비용 및 제증명수수료통계] 치과병원 비급여 진료비용(2021)
제시된 '치료 단계'는 쉬운 이해를 위해 임의로 작성하였음을 명시합니다.
비급여 진료 비용은 병·의원마다 차이가 있습니다.

2,000원짜리 가벼운 칫솔 하나면 천만 원도 충분히 아낄 수 있겠지요?
힘든 치과 치료를 받지 않는 유일한 방법은, 치아를 관리하는 올바른 칫솔질뿐이랍니다.

자동차 대신 얻은 것

 어르신의 입안에는
묵직한 차 한 대가 있습니다

어르신들이 유독 많이 오시던 치과에서 몇 년을 보냈다. 아침 잠이 없으신 어르신들은 직원들이 출근하기 한참 전부터 나와 병원을 지키곤 하셨다. 그중에는 예전 같으면 꼬부랑 할머니 할아버지라고 불렸을 법한 연세에도 정정히 젊음을 잃지 않고 사시는 어르신들이 참 많았다. '인생은 60부터'라더니… 그 말은 진짜였다.

하지만 어르신들에겐 세상의 불공평함이 조금 더 묵직하게 다가가는 것이 분명했다. 연세보다 20년은 젊어 보이는 어르신이 있는가 하면, 그렇지 않은 어르신도 있었다. 또 어떤 어르신은 80이 넘는 연세에도 모든 치아를 온전히 가지고 있었으나,

치아를 다 잃고도 틀니조차 할 수 없는 분도 있었다. 닭이 먼저 인지 달걀이 먼저인지 알 수 없듯, 치아가 좋지 못해 건강과 젊음이 흐려진 건지 그 반대인지는 알 수 없었다. 입안이 좋지 못했던 어르신들은 식사 자체가 쉽지 않기에 젊음도, 건강도 유지하기가 어려웠던 것이 아니었을까 감히 추측만 할 뿐이었다.

연세가 지긋하신 할아버님과의 상담이었다.

"애들한테는 또 뭐라고 말을 헌데…. 에이 시펄" 착잡한 듯 따라 나오는 말들은 상스러운 욕설 같기는커녕 슬픔을 배가시킬 뿐이었다. 견적만 천오백만 원이 넘게 나온 참이었다. 아무리 저렴하게 해 드리려 계산기를 두드려 봐도 금액은 저기에서 크게 벗어나지 않았다. 이거 빼고 저거 빼도 강물에서 물 한 바가지 퍼낸 듯 덜어낸 티도 나지 않았다. 저번 치과에서도 천만 원 넘게 들여 한쪽 어금니를 싹 치료하셨다던 할아버님은 또 애꿎은 똥차 이야기를 꺼내며 얼굴만 연신 훑어 내리신다.

"아휴~ 벌써 차를 몇 대는 바꿨을 거여."

적지 않은 비용이 드는 '치과'라는 곳에서 어르신들은 치료하자니 또 차 한 대 값이고, 안 하자니 행복의 기본인 씹는 욕구조차 해결되지 않는 진퇴양난의 기로에 서곤 한다. 입안에 차 한 대 값은 거뜬히 들이고도 남았다는 어르신들이 이리도 많은 걸 보니, 많은 사람의 치아가 건강하고 튼튼했더라면 우리나라가 막강한 자동차 강대국이 되었을지도 모르겠다는 생각이 들 정도다.

어르신들에게는 치아가 삶의 아주 큰 부분을 차지한다. 몸이 약해질수록 잘 먹어야 한다는 것은 어린아이도 다 아는 이치이지만, 젊어서는 그 씹고 먹는 기본적인 생명 연장 활동이 치아에서부터 시작된다는 생각까지는 잘 하지 못하는 듯하다. 이가 망가져 오시는 어르신들은 올 때마다 서서히 약해지시는 게 한눈에 보일 정도다. 당장 오늘 아침 식사조차 평범하게 할 수 없는 상황에 볼살은 눈에 띄게 오목해지고, 걸음걸이에도 영 힘이 들어가질 않는다. 젊은 시절의 밥심과 노년의 밥심은 그야말로 어마어마한 차이이리라….

어르신들의 소개팅에서 "그 영감 이는 몇 개나 남아 있디야?"라고 물었다던 에피소드를 그저 웃어만 넘기기엔 왠지 모를 씁쓸함이 느껴진다. 지금 깊은 후회와 탄식의 시간을 보내며 "치아가 제일 중허다고!" 외치는 어르신도 분명 젊었을 적엔 모르셨을 거다. 지금의 우리처럼. 그 시간은 쌓이고 쌓여 결국은 내가 가장 약해지는 시기를 기다렸다가 뺑!! 하고 뒤통수를 치고야 만다.

어르신들에게 치과 치료의 부담감은 어린 시절의 그것과는 차원이 다르다. 어린 시절엔 치아가 상해 봐야 긁어내어 때우면 그만이었다. 비용의 부담도 통증의 부담도 노년에 겪게 될 것들에 비하면 간지러운 정도다. 어르신들의 치과 치료는 단순하지 않다. 때우고 씌우는 치료쯤은 소싯적에 다 겪어 냈다. 이제는 이를 빼거나 해 넣어야 하는 큰 공사만 기다리고 있다.

치아 건강은 유독 계속 축적된다. 세게 넘어져 피가 나도록 무릎이 까지고 벗겨져도 시간이 지나면 깨끗하게 아물지만, 치아는 한 번 다치면 저절로 낫는 일도, 흔적 없이 고쳐지는 일도 없다. 치료하면 치료한 대로, 치료하지 않으면 그 상태에서 나빠지기만 할 뿐이다. 그래서 젊은 시절의 패기와 싱그러운 건강함만을 믿고 지내다 시간이 지나 후회하고 관리한들 그때는 이미 늦는 거다. 뻔하게도 모든 건강이나 생활 습관은 일찍부터 결정된다. 치아 건강은 더더욱 그렇다.

처음에는 작은 차를 사려고 마음먹었대도 찔끔찔끔 옵션을 올리다 보면 업그레이드, 업그레이드되다가 결국은 작은 경차가

중·대형차가 되어버리곤 한다. 치과 치료가 꼭 그렇다. 쌓이고 쌓이면 어느새 눈덩이처럼 불어나 있다. 그러고 보면 어르신 말씀처럼 이 맹랑한 치과 치료비가 자동차와 비슷한 면이 많구나 싶다.

어르신들은 입안에 차 한 대씩은 가지고 다니신다. 그마저도 여력이 안 되어 씹고 뜯고 맛보고 즐기는 행복을 뒤편에 미뤄 두고 불편함을 숨긴 채로 옛날만 그리워하는 분들도 많이 계신 걸로 안다.

"이 나이 되믄 치과서 웅웅거리는 건 하나도 안 무서워. 그저 돈이 무섭지…." 씁쓸한 듯한 어르신의 목소리가 쉬이 잊혀지지 않는다.

치과 상담을 받으셨던 할아버님은 딸, 사위와 함께 오랜 치료를 잘 마무리하셨습니다. 한참이 지나 검진을 오셨을 때의 할아버님은 보기 좋게 살이 붙은 건강한 모습이었습니다.

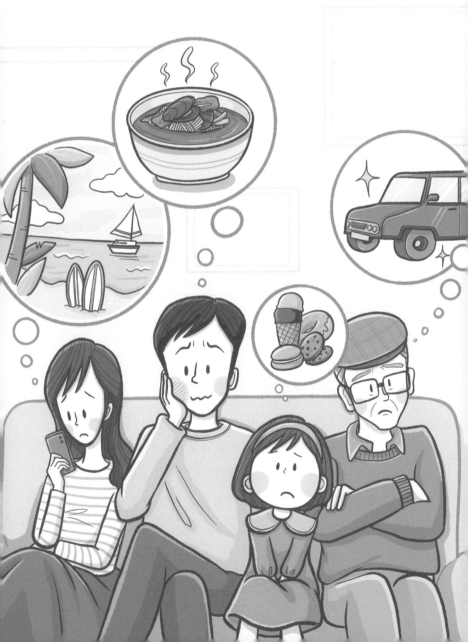

적금만큼 중요한 칫솔질

 칫솔질로 아낀 치과 치료비로
아이의 미래 준비를 해 보는 건 어떨까요?

아이가 태어나면 일정 나이가 될 때까지 나라에서 돈을 준다. 각 가정에 복지 차원의 수당이 지급되는 것인데, 장기적으로 아이를 키우는 데에 들어갈 어마무시한 비용에는 미치지 못할 금액이지만, 그래도 이게 어디랴? 이럴 때면 애국심이 차오르는 게 느껴진다. 이 수당 제도가 시작되고, 좋은 기회를 놓칠 수 없었던 몇몇 은행들이 앞다퉈 수당을 대상으로 한 상품들을 내놓기 시작했다. 그 입소문은 어마어마했다. 너 나 할 것 없이 많은 엄마들이 아이 이름으로 적금에 가입했다. 0.몇 퍼센트의 우대 이율을 받기 위해 새벽부터 은행 앞에 줄을 서고, 마을 커뮤니티에서는 어느 지점에 대기가 얼마나 있는지 정보를 나누는 글이 쏟아지던 때도 있었다. 마치 특정 은행의 특정 상품에 꼭 가입해야만 아이의 미래를 위해 노력하는 엄마가 된 듯이 유행처럼 번져 가고 있었다.

나 역시 같은 시기에, '엄마'라는 이름으로 그런 상황들을 아주 가까이에서 지켜보았다. 처음에는 대수롭지 않게 여겼지만, 어느새 유행에 편승해 발맞춰야 하는 것이 아닌가 하며 마음이 동했다. 가만히 있으면 뒤처질 것 같아 엉덩이가 들썩였다.

우선 해당 은행에 정확한 이율과 가입 방법, 혜택에 대해 문의를 했다. 심드렁하게 전화를 받은 직원은 과도한 업무에 지칠 대로 지친 모양이었다. 그는 옳다구나 해당 상품에 대한 애매한 말들을 쏟아냈다. 우대 이율을 받기 위해서는 이것도 저것도 만들어야 하고 그렇게 우대를 받는다고 해도 일정 금액, 일정 기간으로 한정된 상품이기에 만기 시 받을 수 있는 혜택은 몇만 원 정도일 거라는 김빠지는 대답이었다. 그 답변은 엄마들의 유행에 편승해 보려던 나의 사기를 꺾어 놓기에 충분했다. 몇만 원의 이자가 보잘것없다는 의미는 아니다. 은행의 대대적인 고금리 홍보에 비해 그 대가가 1년 후 고작 치킨 몇 마리 먹을 수 있는 정도의 금액이라는 것에 매우 실망했을 뿐이었다. 게다가 치킨값이 계속 오르니 그나마 연말에 한 마리밖에 먹지 못할지도 모를 일이었다.

돈을 아끼고 저축하는 것은 중요한 일이고, 삶을 윤택하게 하기 위해 지금 할 수 있는 최선의 노력이다. 나 역시 여느 엄마들과 마찬가지로 나와 아이의 미래를 염려하고 준비한다. 하지만 한 가지 잊지 말아야 할 것이 있다. 아끼고 저축하는 것 못지않게 현재의, 그리고 미래의 지출을 관리하는 것 또한 아주 중요한 일이라는 거다. 자산관리 상담을 받아보면 제일 처음 하는 일이 있다. 바로, 지출관리다. 들어오는 수입이 일정하고 저축할 수 있는 금액 또한 일정할 때 우리가 할 수 있는 일은 고정지출을 관리하고 비정기 지출을 줄이는 일뿐이다.

치과 치료비는 전형적인 비정기 지출이다. 갑작스러운 치과 치료에 여유로운 사람은 사실 몇 되지 않는다. 정도의 차이가 있을 뿐 예상하지 못했던 지출에 모두 한 번씩 놀라고 주저하는 것은 공통적이다. 아이의 치과 치료 또한 그렇다. 아이를 위해 오랫동안 꾸준히 모아 놓은 적금 이상의 금액이 한순간에 나가는 일은 생각보다 자주 있는 일이다. 앞으로 아이가 살아가는 동안 치과 치료비로 뒤통수 맞는 일이 반복적으로 발생한다면, 차곡차곡 쌓아 놨던 수당이 모두 치과로 들어갈지도 모르는 일이다. 당연한 말이지만 치과에 넣는 '돈'은 쌓이지도 이자가 붙지도 않는다.

결국은 아이의 칫솔질 한 번, 구강 관리 한 번이 차곡차곡 모아 두는 적금 못지않은 결과를 만들어 낼 수 있다. 지금은 열심히 아낀 치과 치료비로 아이의 주식을 한 주라도 더 사 줘야 하는 시대다. 아이가 성인이 될 즈음 그 주식이 몇 배가 되어 있을지 모른다. 오늘 밤 엄마의 칫솔질 한 번이 아이의 미래에 얼마나 큰 도움이 될지는 아무도 모를 일이다.

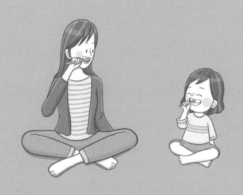

Chapter 2

이 잘 닦고 계신가요?

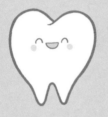

이 닦는 스킬보다 중요한 것

 육아, 말은 참 쉽습니다

치과위생사는 충치가 생기고 난 뒤 치료하는 일보다는 애초에 예방하기 위해 관리하고 교육하는 일에 특화된 직업군이다. 충치 예방을 위한 가장 기본적인 활동인 칫솔질은 스스로도 잘해야 하지만, 다른 사람에게도 알기 쉽게 가르쳐 주어야 한다. 이 일을 10년 넘게 하면서 셀 수 없이 많은 사람들에게 기계처럼 이 닦는 법을 알려 주었다. 어른들은 물론이고 치과에 오는 아이들에게도 수없이 많이 가르치고 또 가르쳐 주었다. 내 아이가 생기면 역시나 잘할 수 있으리라는 것은 한 번도 의심하지 않았다.

우리집 꼬맹이는 일찍부터 칫솔을 가지고 놀았다. 강아지 인형과 치카 장난감 덕분에 치카에 거부감이 없었다. 장난감 칫솔로 집안 구석구석 모든 인형의 이를 다 닦아 주고 다니며 제 입에도 넣고 엄마 입에도 넣고 아빠 입에도 넣었다. 그래, 우리 아이는 치카 꿈나무가 분명했다.

정말 닦이는 건지 모르겠는 손가락 칫솔로 장난삼아 닦을 시기가 지나고, 장난감이 아닌 진짜 칫솔을 사용할 때가 되었다. 매일 장난으로 문지르던 칫솔과는 느낌이 달랐던지 혀로 밀어내고 고개를 돌리기도 했지만 그나마 미리 익힌 덕분에 이내 따라와 주었다. 양치하자고 무릎에 누우라면 쪼로로 와서 눕고 "하마 입!"하면 하마처럼 입도 벌렸다. 역시 치카 조기교육 덕에 치카 꿈나무는 '양치 적응도 수월하게 지나가겠구나….' 생각했다.

그러나 어느 날부터인가 칫솔을 들고 무릎을 탁탁 쳐도 본체만체였다.
"양치하자. 치카치카 이를 닦자. 치카치카 깨끗하게~"
아무리 노래를 불러도 오지 않았다.

번쩍 들어 무릎에 앉혀도 입을 앙 다물고 벌리지 않았다. 어느 날은 이 닦자는 말에 '와아아아아아아' 소리치며 마구 뛰기 시작했다. 안방에서부터 욕실까지 온 거실을 돌아 여기저기 마구 도망 다녔다. 이제 칫솔을 들고 아이를 잡으러 다니는 게 더 일이었다. 엄마 마음을 아는지 모르는지 도망치는 아이는 신이 났다. 어떨 때는 우습고 어떨 때는 화가 났다. 그때 처음 알았다. 이를 닦는 방법이 아니라 아이의 입을 벌리는 일이 더 어려운 일이라는 것을. 칫솔질이 문제가 아니었다. 당장 입을 벌리지도 않는 아이 앞에서 이를 잘 닦는 스킬 따위는 전혀 중요하지 않았다. 어른이나 아이나 치카가 싫은 건 매한가지였다.

치과에서 만난 여러 엄마에게 '아이 이를 잘 닦아 주시라, 여기가 안 닦였다, 치실도 꼭 사용하셔야 한다.' 등 수도 없이 이야기했었다. 참을 수 없는 말의 가벼움, 정말이지 말은 쉬웠다. 쉬워서 많이도 말했다. 그 엄마들은 뒤돌아 '그렇게 잘하면 너가 닦아 보든지'라고 생각했을지도 모르겠다.

나는 온갖 충치 치료를 다 겪어 봤다. 때우는 건 물론이고 쿡쿡 찌르는 신경치료도 받아보고 이도 씌워 봤다. 입안에 온갖 치과의 훈장을 줄줄이 걸어 놓고 나니 뒤늦게야 후회가 되었다. 누구나 그렇겠지만 나 역시 어릴 적 양치를 좋아하는 아이가 아니었다. 게다가 내가 어렸던(어쩌면 하루하루 잘 살아내는 게 더 중요했던) 그 시절 아이의 치아 관리는 후순위로 미뤄지기 마련이었다. 그 흔적은 지금도 입안에 오롯이 남아 있고, 신랑의 입안도 나와 크게 다르지 않다.

아이와의 양치 시간이 버겁다고 해서 포기할 수는 없었다. 엄마 아빠를 닮았을 게 뻔한 아이에게 '충치'까지 물려줄 수는 없었기 때문이다. 쉽게 놓아버리기엔 잃을 것이 너무나 많았다. 그래서 매일 이 닦는 모습을 보여 주고 개운하다며 광고를 했다. 의식적인 PPL이었다. 나는 아이에게 칫솔질 모델이었고 어느 날은 충치 벌레이기도 했으며, 다른 날은 충치 벌레를 잡는 용감한 용사도 되었다. 악쓰는 아이를 잡아 빠르게 이를 닦였다. 처음엔 3초, 그 다음은 5초, 그 다음은 10초…. 처음부터 무리해서 '3분 동안 꼼꼼 양치'를 할 재주는 없었다. 단계별 접근, 치카도 천천히 적응해야 했다. 다 닦으면 충분히 칭찬했다. 위험에 빠진 세상을 구한 용사인양 기특해했다. 전혀 잘 닦지 않았지만 '잘했노라, 애썼노라.' 다정한 얼굴로 반복하고 또 반복했다.

아이에게 엄마의 화난 표정과 목소리는 어떠한 천재지변보다 두렵다. 매번 칫솔질 시간 보이는 엄마의 얼굴이 까맣게 흐린 날씨의 천둥같이 느껴진다면 그 시간이 피하고 싶어지는 건 너무도 당연하다. 마음이 어려운 순간 어금니를 꽉 깨물고 한 번 더 속으로 되뇐다. '나는 세련되고 우아한 엄마다….' 처음부터 잘 닦겠다는 욕심을 내려놓으면 마음이 덜 부친다. 가벼이 천천히 다가가는 거다.

어린 시절, 아이의 칫솔질 습관은 평생의 구강 건강을 좌우한다. 아이의 입을 벌리는 방법은 결국 꾸준함과 애정이었다. 꾸준한 모범과 칭찬, 격려, 그리고 작게 쌓아 가는 지혜. 엄마의 꾸준한 관심과 애정은 어떤 식으로든 아이에게 티가 나기 마련이다. 남들이 보기엔 가벼워 보일지라도 아이의 이를 닦이는 일도, 육아도 어느 것 하나 쉬운 일은 없다. 엄마는 오늘도 웃으며 칫솔 하나를 들고 "하마 입~"을 외친다.

반드시 해야 하는 일이라면 '꾸준히' 반복해 주세요.
아이의 건강과 관련된 일에 양보란 없습니다. 가끔은 육아만한 마음 수양이 있을까 싶어요. 오늘도 "나는 세련된 엄마다…."라고 읊조려 봅니다.

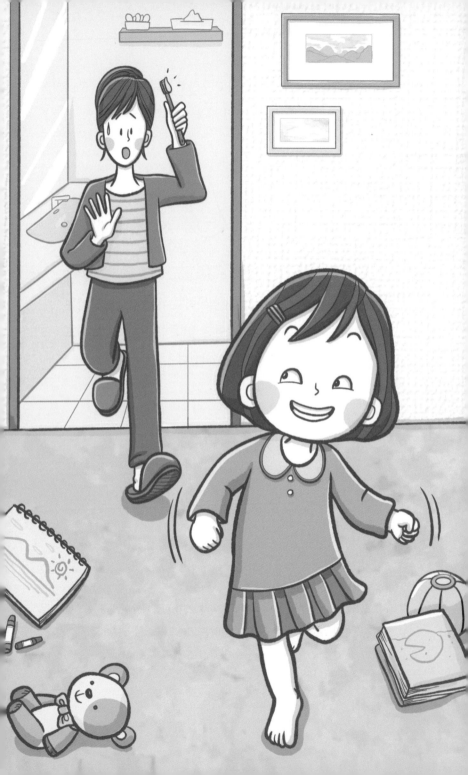

상어가 부러운 아이

 상어가 부러운 건 아이들뿐만이 아닙니다

"와~ 상어는 이빨이 100개가 넘어요?"
"상어는 이빨이 다 빠지면 어떡하지?"
킥킥~ 호기심 섞인 웃음소리와 함께 꼬맹이는,
"내 송곳니 날카롭지? 내가 상어다!"

우리집 꼬맹이는 상어에 관심이 많다. 지금도 최애인 상어 노래만 나오면 일어나 퐁퐁 뛰며 춤을 춘다. 자기 송곳니가 상어처럼 날카롭다며 매일매일 뽐내던 시기도 있었다.

"엄마, 엄마! 그럼 내 이도 빠지면 계속 나와요?"

상어 책을 보며 이야기를 나누다 나온 자연스러운 질문이었다. 상어는 그 많은 이빨이 빠지고 또 빠져도 계속 나온다니 상어를 동경하는 아이로서는 궁금할 법도 하다.

"아니, 아기 이는 빠지면 한 번 더 나오는데, 어른 이는 빠지면 안 나와, 빠지면 끝이야."
이해를 한 건지 아닌지는 모르겠지만, 왠지 아쉬움이 커 보이는 꼬맹이였다.

날카로운 상어의 이빨은 천 개가 넘는다. 게다가 살아가는 내내 빠지면 또 나오고, 빠지면 또 나오기를 반복한다. 일생을 사는 동안 이빨 때문에 걱정할 일은 없을 테니 먹이를 발견하면 주저하지 않고 잡고 물고 뜯어버리나 보다. 그러다 한두 개 정도 망가져도 전혀 상관이 없으니 아낄 이유가 없는 거다. 원래 희소하지 않은 것에는 가치를 부여하지 않는 법이다.

반대로 사람의 치아는 유한하다. 그래서 더 가치가 있다. 우리는 태어나서 총 두 세트의 치아만을 갖는다. 아이 치아(유치) 한 번, 어른 치아(영구치) 한 번. 그중 유치의 시대가 막을 내리는 것이 초등학교 졸업 즈음이다. 100세 시대를 넘어 120세 시대라고 불리는 지금으로써는 매우 이른 시기에 한 번의 기회를 잃게 되는 셈이다. 평균 수명이 40세 안팎이었던 조선 시대만 해도 어른 치열이 완성되고 30년 정도만 온전히 쓰면 되었다. 그때나 지금이나 치아의 개수나 구조는 다르지 않은데, 써야 할 기간은 몇 곱절 늘어난 셈이다. 앞으로는 이 어른 치아를 100년 이상 써야 할지도 모르는데, 이쯤이면 진화 과정상 50살 즈음 치아 한 세트 정도 더 주어도 좋지 않나 얼토당토않은 생각도 해 본다.

우리의 치아는 상어와 다르게 두 번밖에 주어지지 않아 무턱대고 잡고 물어 뜯어버려서는 안 된다. 자고로 희소하고 가치 있는 것은 더욱 아끼고 돌보아야 하니까. 또한 그에 대해 더 잘 알고 있어야 하는 건 물론이다. 비록 사용 기간이 길지는 않지만, 첫 번째 기회를 현명하게 보내야 한다. 한 번의 기회가 더 주어진다고 마음 놓고 그 시간을 낭비해버리면 실전에서 제 실력을 충분히 발휘할 수 없을지도 모른다. 원래 본경기 직전의 연습 경기는 본경기 못지않게 애를 써야 하는 법이다.

첫 번째 세트인 아이 치아(유치)는 20개다. 생후 6개월 즈음 아래 앞니 두 개가 나란히 올라오기 시작해서 초등학교 졸업 전후로 모두 빠진다. 만 6세 즈음 처음 나기 시작해서 평생을 사용하게 되는 어른의 치아가 두 번째 세트인 영구치인데, 사랑니를 제외하고도 28개나 된다. 모든 영구치가 유치가 빠진 자리로 올라온다고 생각하지만, 사실 유치열에 없었던 8개의 치아는 유치와 상관없이 새로운 공간에서 맨 잇몸을 뚫고 올라온다. 처음 올라오다 보니 유치라고 생각하고 관리에 소홀해 안타까운 적이 많다.

아이 치아는 어른 치아보다 작고 약하다. 작은 아기의 더 작은 입안에서 나와야 하기에 어쩔 수 없다. 그 작은 이가 빠진 자리로 커다란 영구치가 나와야 하기에, 유치들은 자발적으로 거리두기를 하며 공간을 유지한다. 게다가 치아도 덜 단단하고 얇은 탓에 충치가 조금 생겼나 싶으면 금세 신경치료도 해야 한다. 어른들과 비교해 아이들의 입안에서 번쩍이는 크라운(은니)이 자주 보이는 건 어쩔 수 없는 이런 특징들 때문이다.

유한한 것은 소중하지만, 항상 곁에 있을 때는 와닿지 않는 법이다. 아이들은 상어의 '강함'을 부러워하지만, 어른들은 상어의 '이빨'만을 부러워할지도 모른다. 치아의 소중함은 사실 아이보다 어른들에게 더 크게 다가오니 말이다.

유치와 영구치

구분	유치	영구치
개수	20개	28개
크기	작다	크다
색	하얗다	누렇다
두께	얇다	두껍다

유치는 영구치에 비해 형태학적으로도 구조적으로도 충치에 취약합니다. 충치의 진행 속도도 빨라서 작은 충치라도 미리 검진하고 치료하는 것이 좋습니다.

 ....

현실에는 만화에서처럼 '이빨 빠진 상어'는 없습니다.

더구나 상어의 이빨에는 불소가 가득해서 충치도 생기지 않아요. '충치로 아픈 상어'도 없는 셈이지요. 이쯤 되면 상어를 부러워하지 않을 사람이 있을까요?

빠질 이를 치료하는 이유

 유치, 박수 칠 때 떠나라
일찍 떠나지 말고

"어차피 빠질 텐데 치료해야 해요?"

치과에서 은근히 자주 듣는 질문이다. 충치 치료비가 한두 푼도 아니고, 아이들을 달래가며 치료 받게 하는 것도 쉬운 일이 아니다 보니 유치에 생긴 충치라면 일단 고민부터 되는 것이 당연하다. 가능만 하다면 누구나 피하고 싶은 일이 바로 치과 치료가 아니던가?!

간혹 빠질 날이 얼마 남지 않은 유치는 쿨하게 치료를 패스하기도 한다. 6살에 빠지는 유치가 있는가 하면 10살이 넘도록 빠지지 않는 유치도 있다. 충치가 생긴 유치가 빠질 날이 얼마나 남았는지에 따라 치료를 할지 말지를 결정한다. 곧 빠질 치아라면 굳이 비용과 시간을 들여 힘든 치료를 받을 필요는 없으니 당연하다. 다만 당장 빠질 치아가 아니라면 충치가 작을 때 치료하는 것이 현명하다. 고민은 더 큰 통증과 더 커진 치과 치료비만 불러올 뿐이다. 유치의 충치를 치료하는 것은 당장의 아픔이나 불편감 때문이기도 하지만, 후에 나올 영구치를 위하는 일이기도 하다.

내 어린 시절, 유치 어금니에 충치가 있었다. 그 어금니뿐 아니라 여러 곳에 있었을 텐데 가장 심했던 어금니만 기억에 남는 이유는 머리 부분의 반절이 충치로 까맣게 상해 있었기 때문이다. 어른들은 워낙 먹고사는 일이 바쁜 시절이었고 어차피 빠질 치아라는 이유로 꼭 치료해야 한다는 생각까지는 하지 않았던 것 같다. 안타깝게도 상태가 안 좋았던 유치 옆에 붙어 올라오던 영구치가 나온 지 얼마 되지 않아 빠르게 망가지기 시작했다. 바로 옆 치아에 충치가 있었던 데다 이도 잘 닦지 않았으니 당연한 결과였다. 덕분에 지금도 내 입안에는 두 개의 크라운이 반짝이고 있다.

유치의 충치는 이처럼 영구치의 충치로 곧바로 이어지기도 한다. 영구치가 잇몸 밖으로 빼꼼 머리를 드러냈을 때부터 충치가 생기는 일은 생각보다 흔한 일이다. 갓 나온 연약한 영구치는 이미 자리를 선점하고 있는 충치균의 타깃이 되기에 안성맞춤이다. 이가 올라오는 도중에는 꼼꼼히 닦기도 쉽지 않으니 도무지 빠져나갈 구멍이 없다.

유치는 그저 아이들의 음식 섭취와 영양 공급만을 위해 존재하는 것이 아니다. 사실 그보다 더 중요한 역할은 어른 치아인 영구치가 올라올 때까지 자리를 맡아 두는 데 있다. '내가 잘 지키고 있을게, 조심히 올라오렴.' 평생 사용할 영구치가 뼛속에서 만들어지고 제자리를 잡기까지 굳건히 자리를 지킨다. 그리고 박수 칠 때 떠나라는 말처럼 적당한 시기에 뿌리부터 서서히 녹여 가며 자리를 비워 준다. 그러는 동안 영구치는 기존 유치의 뿌리를 길잡이 삼아 제자리를 찾아 올라온다. 인체의 신비는 가끔 숭고하게 느껴지기까지 한다.

작은 유치가 빠진 자리에 커다란 영구치가 올라와야 하다 보니 유치들은 자기들끼리 멀찍이 떨어져 있다. 왜냐하면 영구치는 크기도 크지만 개수도 8개나 더 많아서 유치들이 최대한 넓은 공간을 유지해 주어야 영구치가 편히 나올 수 있기 때문이다. 유치 사이가 벌어져 있다고 걱정하기도 하는데 오히려 기쁜 일이다. 그만큼 영구치가 예쁘게 올라올 가능성이 클 테니까.

간혹 유치가 자연스럽게 흔들리기 전에 충치가 심해 머리 부분이 망가지거나 빼야 하는 일도 있다. 맡은 바 가장 중요한 역할을 끝까지 수행하지 못하고 자리를 비우는 거다. 이럴 때는 유치의 뿌리를 길잡이 삼아 올라오는 영구치가 길을 잃을지도 모른다. 용케 길을 찾는다 해도 기껏 프로그래밍 된 공간이 유지되지 못해 잘못된 곳으로 나올지도 모른다. 한두 치아가 잘못 나오다 보면 전체 치열이 망가지면서 결국 얼굴과 턱 성장에도 문제를 일으킬 수 있다. 가벼이 생각했던 유치의 충치가 불러온 나비효과는 실로 엄청나다.

물론, 일찍 빠진 유치를 대신해 공간을 유지해 주는 작은 장치를 끼워 넣을 수도 있다. 적절한 시기에 공간 유지 장치가 들어간다면 그렇지 않았을 때보다 훨씬 나은 결과를 기대할 수 있다. 물론 유치가 끝까지 탈이 나지 않고 길잡이 역할을 마치는 것만큼 좋은 건 없겠지만 말이다.

유치가 어차피 빠질 이라고 소홀했다가는 나중에 생각지도 못한 덤터기를 쓰게 될지도 모른다. 유치는 생각 이상으로 가치 있는 치아다. 호미로 막을 수 있는 일은 호미로 막는 것이 지혜로운 일이다.

영구치를 이끌어 주는 고마운 친구, 유치

유치의 충치가 영구치를 망가뜨리기도 하지요.

충치 치료 전에 유치가 몇 살쯤 빠질 치아인지 확인해 보세요. 나이와 간단한 엑스레이만으로도 확인할 수 있습니다. 유치의 충치는 부위, 범위에 따라 저렴한 보험 재료(글래스 아이오노머)로도 치료할 수 있으니 문의해 보세요. 자칫 충치나 그 밖의 상황으로 유치를 일찍 잃게 되었다면 '공간 유지 장치'도 잊지 마시구요.

좋은 칫솔 나쁜 칫솔 이상한 칫솔

 당신의 칫솔은 어떤가요?

최근 맘카페를 중심으로 메가 히트를 치고 있는 칫솔이 있다. 손가락 두 마디가 넘어 보이는 엄청난 크기의 칫솔로, '왕칫솔' 이라는 이름으로 여러 브랜드에서 앞다투어 새상품을 내놓고 있다. 처음에는 도무지 이해되지 않는 붐이기에 잠시 유행을 타다 끝날 깜짝 이벤트 같은 것으로 생각했다. 그게 일 년이 지나고 이 년이 지나도록 지속되고 있다. 칫솔모가 커서 한 번에 여러 치아를 닦을 수 있어 시간도 절약되고 개운하게 잘 닦인 다며 칭찬 일색이다. 한 번 사용하고 나면 다른 칫솔은 답답해서 쓰기 어려울 정도라니, 지금 이 글을 쓰면서도 오히려 홍보하는 것이 아닌지 걱정되지만 그럴 의도는 조금도 없다.

스케일링을 하러 오신 친정 엄마 나이 즈음의 환자분이 계셨다. 치석이 유독 잘 쌓이는 아래 앞니도 깨끗할 만큼 관리가 잘되는 단정한 분이었다. 그런데 생각지 못한 곳에 문제가 있었다. 유독 어금니만 두껍게 플라크가 앉아 있었던 것이다. 기구로 잡아 보니 이미 이도 흔들리기 시작한 상태였다. 닦이지 않은지가 하루 이틀이 아니었던 거다.

"아이쿠, 칫솔 큰 거 쓰세요?"
"어아앙."
누워서 입을 벌린 채로 강한 긍정의 표현을 하셨다.
"아고, 어금니가 하나도 안 닦였어요⋯."

스케일링을 하는 내내 칫솔 크기에 대해 잔소리 아닌 잔소리를 쏟아냈다. 얼마나 열심히 관리하시는지 알았기에 더 안타깝고 속이 상해 어쩔 수가 없었다. 스케일링을 마치고도 나의 잔소리는 끝나지 않았다. 나가시면서도 연신 고맙다며 데스크에 있는 '머리가 작은 칫솔'을 가족 수대로 사 가셨다.

치과에 내원한 환자들의 입안을 보면 어떤 크기의 칫솔을 쓰는지 대번에 알아볼 수 있다. 치아에는 칫솔의 흔적이 남기 때문이다. 우리의 치아 배열은 둥글고 입술과 볼살에 대부분 가려저 있다. 로봇처럼 가려진 곳 없이 네모반듯하게 드러나 있다면 커다란 칫솔로도 효율적으로 닦일지 모르겠다. 하지만 둥글고 입 안쪽으로 갈수록 넓어지는 모양새라 커다란 칫솔 끝이 도무지 저 안쪽까지 닿질 않는다. 결국 큰 칫솔만 사용하는 분들은 입안 깊숙이 있는 어금니의 바깥쪽이 전혀 닦이지 않는다. 다른 곳은 잘 닦였는데 유독 여기만 닦이지 않는 분들께 항상 묻곤 한다.

"칫솔 큰 거 쓰시지요?"

대형마트 칫솔 판매대에 가면 칫솔의 종류만 해도 엄청나다. 색상도 모양도 크기도 가지가지인데다가 어디의 인증을 받았고, 추천을 받았다는 광고 문구들은 괜히 더 사람을 헷갈리게 한다. 치아 건강을 위해 가장 중요한 건 칫솔질이고, 칫솔질의 메인은 칫솔이다. 좋은 칫솔을 고르기가 어렵다고 해도 최소한 나쁜 칫솔, 이상한 칫솔은 피해야 한다. 사실 '좋은 칫솔'이라는 것도 '올바른 칫솔질'만큼이나 애매한 문제이긴 하다. 사람마다 입안 환경이 다르고 각자의 취향 역시 다르기 때문이다. 올바른 칫솔질이 '치아에 무리가 가지 않는 범위 내에서 최대한 깨끗해지도록 닦는 방법'인 것처럼, 좋은 칫솔 역시 '플라크가 잘 닦이는 칫솔'이라고 이야기하면 너무 무책임할까.

좋은 칫솔을 고르는 방법 중 가장 기본적인 원칙은 칫솔모의 크기에 대한 것이다. 칫솔모의 크기는 치아 2개 또는 2개 반을 덮을 정도가 가장 이상적이라 그보다 작으면 작았지, 큰 솔을 권하지는 않는다. 만약에 저 왕만 한 칫솔의 개운한 장점을 포기할 수 없다면 작은 칫솔을 하나 더 준비해서 안쪽 어금니는 따로 닦아 주는 것도 좋겠다. 실제로 구석진 곳의 사랑니까지 잘 닦고자 하시는 분들은 일부러 아이용 작은 칫솔을 사용하기도 한다.

칫솔 손잡이는 잡기 편하게 일자로 평평한 것이 좋다. 안정감 있게 엄지손가락 자리에 둔덕이 있는 것도 좋다. 칫솔모 끝 수평면은 평평하거나 치열의 둥근 면을 고려하여 아주 약간 오목한 것도 나쁘지 않았다. 굳이 요란하게 생긴 값만 비싼 '기능성' 칫솔을 쓸 필요는 없다. 단순한 칫솔로도 충분히 잘 닦인다.

칫솔 선택에서 칫솔모 종류에 관한 질문을 가장 많이 받는다. 누구는 미세모를 추천하고 누구는 일반모를 추천해서 혼란스럽다는 이야기들이다. 이 부분은 사용자의 차이이기도 하지만, 권하는 개인의 취향 차이이기도 하다. 사람은 자기 입에 맛있는 음식이 남의 입에도 맛있는 줄 안다. 나도 그렇다. 결국 치과의사도 치과위생사도 자기의 취향대로 권하기 마련이다. 어떤 사람은 미세모 칫솔로 부드럽게 닦는 걸 좋아하고, 어떤 사람은 일반모 칫솔로 개운하게 닦는 걸 좋아한다.

전공 교과서에 수록된 정석대로는 잇몸병이 있거나 잇몸이 약한 경우, 치아가 심하게 닳았을 때는 미세모를 사용하여 잇몸 위주로 닦는 것을 권하고, 특이사항이 없는 경우는 일반모의 사용을 권장한다. 담배를 피우거나 치석, 착색이 많이 생기면 조금 더 강도가 있는 강모를 권하기도 한다. 하지만 입안 상태가 항상 똑같지 않고, 이를 닦는 목적 또한 매번 같지 않다. 나는 이를 닦을 때의 개운한 느낌을 좋아해 일반모를 사용하지만, 미세모 칫솔도 따로 구비해 둔다. 욕실 벽의 찌든 때를 닦을 때도 힘 있는 모의 솔로 문지르면 부드러운 모의 솔로 닦을 때보다 쉽고 효율적으로 닦인다. 하지만 매번 힘 있는 모의 솔만 사용하면 욕실 벽이 상하기도 하니 부드러운 모의 솔도 필요하다. 칫솔 역시 그렇다.

한참 동안 미세모 칫솔이 유행하고 있다. 대형 마트에만 가도 미세모 천국이다. 그냥 미세모만이 아니라 극세모, 초미세모까지 등장해 칫솔 판매대 한쪽을 장악하고 있다. 좋은 미세모 칫솔은 자극 없이 부드럽게 닦기에 좋다. 잇몸병을 예방하기에도 더없이 좋다. 일반모를 좋아하는 나 역시 컨디션 저하로 잇몸이 들뜨는 날에는 일부러 미세모 칫솔을 사용한다. 하루 이틀만 미세모로 집중해서 닦아 주면 금세 부기가 가라앉고 편안해지는 걸 느낀다.

시중의 많은 미세모 칫솔을 사용해 보았지만 좋은 칫솔을 찾기가 쉽지 않았다. 간혹 이상한 칫솔은 솔이 머리카락인 양 얇기만 하고 힘이 없어 잇몸을 간질이기만 하다 끝나는 일도 있었다. 칫솔질을 마치고 나서도 입안의 텁텁함과 치아의 거친 느낌이 그대로였다. 좋은 미세모 칫솔은 모의 굵기가 가늘어도, 탄력은 잃지 말아야 한다. 머리카락처럼 얇기만 해서는 거품만 낼 뿐 아무것도 닦이지 않는다. 좋은 미세모를 일일이 찾아다니기 어렵다면 치과에서 판매하는 칫솔을 사용하는 것이 제일 낫다.

좋은 칫솔은 사실 별것 없다. 내 취향에 잘 맞고 내 이가 잘 닦이면 좋은 칫솔이다. 거기다 저렴하기까지 하면 금상첨화다. 자칫 나쁜 칫솔을 나쁜 줄 모르고 오래 쓰면 알게 모르게 치아가 망가질 수 있다. 열심히 닦는다고 닦았는데 실제로는 닦이질 않았으니 더 억울하다. 칫솔마저 유행을 좇는 세상이라니 안타깝기만 하다.

칫솔 선택 및 교체 시기

칫솔은 머리가 작은 것, 손잡이는 단순하고 잡기 편한 것을 사용하세요. 기본적인 형태의 저렴한 칫솔도 좋습니다. 칫솔모는 상황에 따라 일반모와 미세모를 적절히 병행해 사용하세요.

대한치과위생사협회에서는 3, 6, 9, 12월 1일마다 칫솔을 교체하는 것을 권장하고 있어요. 3개월 이전이라도 솔이 벌어지거나 탄력이 떨어지면 교체해 주세요. 저렴한 칫솔을 제때 교체하며 쓰는 것이 비싼 칫솔을 오래 쓰는 것보다 낫습니다.

선생님이 좋아요

 칫솔에 물을 묻히시나요?

아이들은 선생님을 참 좋아한다. '집'이라는 안정된 공간을 벗어나 새로운 공간에서 처음 만나는 '선생님'이라는 존재는 엄마보단 멀지만, 낯선 다른 사람들보다는 가까운 묘한 존재다. 선생님의 말씀은 그저 법이고, 그 앞에서는 뭐든 잘 보이고 싶어 집에서와는 전혀 다른 아이가 되기도 한다. 아이 나름의 첫 사회생활인 셈이다. 우리 꼬맹이도 역시 예외는 아니었다. 선생님과 상담을 할 때면 내가 아는 아이와 선생님이 말씀하시는 아이가 같은 아이인지 헷갈릴 때도 있었다. 정리도 잘하고 집중도 잘하고 밥도 바르게 잘 먹는다는 그 의젓한 아이는 과연 어디에 있는 걸까?

꼬맹이가 4살 때쯤이었던 것 같다. 엄마 말보다는 뭐든 선생님 말씀이 우선이었던 시기가 있었다. 되지도 않는 고집을 부리기 시작하면 정말이지 답도 없던 시절이었다. 좋아하던 옷이 하나 있었는데, 짧은 샤스커트가 엉덩이에 풍성하게 달려 걸을 때마다 위아래로 움직이는 것이 제법 귀여웠다. 여기저기에서 예쁘다 소리를 들었던지 하루가 멀다고 입고 다녔다. 다른 옷은 눈에 들어오지도 않고 그 옷만 보이는지 그걸 입어야만 패션이 완성된 듯 굴었다. 아무리 봐도 작아져 입고 벗기도 불편해 보이는데, 안 입히려 이리저리 머리를 굴려 봐도 영 통하지가 않아 매일 진땀을 흘렸다. 그러던 어느 날 아이 입에서 생각지도 못했던 말이 나왔다.

"이제 이거 안 입을래요!"
"선생님이랑 이거 쉬야할 때 불편하니까 안 입기로 했어."

오~ 유레카!
4살 꼬맹이에게 선생님의 영향력은 이토록 어마어마한 것이었다. 그 뒤로 그 작아진 옷을 다시는 입지 않았다. 덕분에 지금도 가끔가다 선생님의 이름을 빌려 조금은 수월하게 아이를 구슬리곤 한다.

"선생님이 장난감은 갖고 오지 말라고 하시던데?!"
"우와, 밥 골고루 잘 먹었다고 선생님께 말씀드려야겠다!"

매일 반복되는 칫솔질 시간이었다. 꼬맹이가 자연스레 칫솔을 집어 들더니 자신 있게 물부터 묻힌다.

"응? 칫솔에 물 안 묻혀도 돼."
"아니야, 선생님은 이렇게 한단 말이야."
"아, 선생님이 물 묻혀서 닦아 주셔?"
"응, 물 해서 닦으는 거야."

일보 후퇴. 선생님의 룰이라면 일단 아니라고 반박만 해서는 답이 되지 않는다. 선생님께서 굳이 물을 묻혀 닦아야 한다고 알려 주신 건 아닐 거다. 그저 습관대로 물을 묻히는 행동을 아이가 보고 따라 하는 것이 분명했다. 별일도 아닌데 굳이 선생님에 대한 신뢰를 무너뜨리거나 아이를 혼란스럽게 할 필요는 없었다. 계속 올바른 행동을 보여 주면 된다. 아이들은 강렬한 한 마디보다 자연스럽게 반복되는 행동에 훨씬 더 잘 스며들기 때문이다.

많은 사람이 칫솔에 물을 묻힌다. 나도 어릴 적부터 계속해 온

습관인지라 스무 살에 늦은 칫솔질을 배우면서야 잘못된 습관이라는 걸 알았다. 습관이란 게 어찌나 무서운지 알고 나서도 자연스레 물을 안 묻힐 수 있게 된 건 한참이 지나고 나서였다. 칫솔에 물 좀 묻히는 게 무슨 대수일까 싶지만 나름의 이유가 있다. 그중 하나는 치약의 여러 성분이 물에 희석되어 약해진다는 것이고, 그보다 더 와닿는 이유는 이를 닦는 시간이 짧아진다는 것이다. 치약이라는 세정제에 물이 묻으면서 순식간에 거품이 일어나기 때문이다. 입안에 치약 거품이 가득해지면 특유의 화한 느낌에 이를 충분히 닦기도 전에 개운해진 듯하다. 치아를 다 닦지도 않고 '우르르 퉤' 입을 헹구고 만족스럽게 칫솔질을 마무리해버린다.

사실 '물을 묻히면 절·대 잘 닦을 수 없다.'는 것은 아니다. 꼼꼼히 오랜 시간을 들여 잘 닦는 사람들은 물을 묻히고도, 거품을 많이 내고도 충분히 잘 닦는다. 그저 누구나 조금 더 꼼꼼히 닦을 수 있는 소소한 습관일 뿐이다.

처음에는 물을 묻히지 않은 뻣뻣한 칫솔모가 입안에 그대로 닿는 느낌이 조금 거북할지도 모르겠다. 하지만 그 상태로 문지르다 보면 이내 입안의 침과 섞여 작은 거품이 나기 시작한다. 물을 묻혀 닦는 것보다는 느린 속도이지만, 그 정도의 거품으로도 충분히 잘 닦인다. 칫솔질에서 중요한 건 치약보다는 '칫솔'이다. 혹시 지금까지 입안에 상쾌한 치약 향만 담고 끝냈던 것은 아닌가 잠깐 생각해 봐야 할 순간이다.

이제 꼬맹이는 언제 그랬냐는 듯 자연스럽게 칫솔에 물을 묻히지 않고 이를 닦는다. 고집부릴 게 뻔한 아이와는 굳이 부딪힐 필요가 없다. 위험하거나 타인에게 피해를 주는 행동이 아니라면 잠시 느슨하게 둔들 어떠한가. 한겨울에 구멍이 뻥뻥 난 신발도 신어 보고, 양쪽이 뒤바뀐 신발을 신고 뒤뚱거리며 걷는 것도 이 시기가 아니면 못할 일이다. 햇볕이 쨍쨍했던 날, 장화를 신고 간 어린이집 앞에서 헬멧을 쓰고 땀을 뻘뻘 흘리며 걸어온 친구를 만난 적이 있다. 그 아이의 엄마와 문 앞에 서서 한참 눈을 맞추며 웃었던 기억이 난다.

제 고집만 부리는 이 시기가 언제까지고 계속되지는 않는다. 언젠간 이상하게 입고 나가는 엄마를 나무라는 날이 올지도 모르겠다.

'그때 보여줄 사진이 수두룩하단다, 꼬맹아!'

혀가 침대란다

입 냄새,
혀만 잘 닦아도 좋아집니다

"혀는 세균들 코코~ 자는 침대야."

"침대요?"

"혀는 푹신푹신하고 따뜻해서 세균들이 '아이 편안해~'하고 좋
아하겠지? 그래서 혀에서 코코 자고 있거든."

이유식을 시작하고부터였던가, 아가의 입에서 입 냄새가 나기
시작했다. 그래, 자고로 사람이라면 이른 아침 텁텁한 입 마름
과 꿉꿉하게 풍기는 입 냄새가 올라와야 하는 거 아니던가. 우
유만 먹을 때에는 그저 약간의 우유 비린내 정도의 아기 냄새
뿐이었다. 하루가 다르게 자라며 먹는 것도 바뀌다 보니 '아기'
가 '사람'이 되어가고 있었다.

"지금도 코코 자고 있나 봐, 얼른 닦자!"
"우웨에에~ 케켁"

혀 닦기는 아이나 어른이나 그리 즐기는 일은 아니다. 웩웩 올라오는 구역감을 좋아할 사람은 없다. 어른도 쉽지 않은 일을 아이에게 이해시키기 위해서는 아이의 눈높이에서 설명해 주는 것이 필수적이다. 무조건 '닦아야 해, 어서 닦아!'는 영 지속할 이유가 되어 주지 못한다.

충치균, 충치 벌레, 세균 벌레를 가상의 '적'으로 규정해 놓은 아이는 이를 닦을 때도 그 눈에 보이지 않는 미지의 충치균과의 전쟁에 돌입한다. 그 무시무시한 충치균들이 푹신푹신한 침대에 잔뜩 모여 코코 잠을 자고 있다고 생각하면 조금 불편하더라도 닦지 않고 그냥 지나갈 수가 없다.

입 냄새의 대부분은 입안에서 시작된다. 어른들은 자꾸 위가 좋지 않아서, 속이 좋지 않아서 그렇다고 하지만 그건 극히 일부다. 충치가 있으면 충치 때문에, 치석이 있으면 치석 때문에 심하게 냄새가 난다. 오래된 금니나 보철물이 잘 맞지 않으면 그 틈에서도 지독한 냄새가 폴폴 새어 나온다. 그런 문제 요인들이 없는데도 냄새가 난다면 '혀'가 범인일 가능성이 크다. 혀만 깨끗하게 닦아도 입 냄새가 훨씬 줄어든다.

혀에는 작고 오돌토돌한 돌기가 많다. 울퉁불퉁한 돌기들 사이
는 세균들이 포근하게 들어가 살기에 적합하다. 아이에게 '침
대'라고 설명했던 것처럼 폭신하고 따뜻하니 세균이 활동하고
번식하기에 더없이 좋다.

우리가 잠을 자는 동안에는 입의 움직임도 적고, 침도 적게 나
온다. 입안이 마르면서 세균은 더더욱 왕성하게 활동할 수 있
다. 아침에 입 냄새가 어느 때보다 심한 이유다. 같은 이유로 입
으로만 숨을 쉬는 아이들은 입안이 마르면서 유독 입 냄새가
더 많이 난다. 입으로 숨을 쉬는 습관은 입 냄새뿐만 아니라 호
흡기 건강이나 얼굴 골격 형성에도 여러모로 좋지 않은 악습관
중 하나다. 비염이나 코감기 같은 코의 문제로 인한 경우라면
그 부분을 먼저 해결해 주어야 하고, 그저 단순한 습관이라면
이른 시기에 고쳐 나갈 수 있도록 독려해 주어야 한다.

자기 전 혀만 잘 닦아 주어도 다음 날 아침 입 냄새가 확 줄어든
다. 신랑이 저녁에 아이 양치질을 맡은 날은 여지없이 다음 날
아이의 입 냄새가 달라진 걸 느낀다. 직접 보진 않았지만 혀를
닦아 주지 않거나 닦는 시늉만 하는 것이 분명하다.

혀를 닦는 데에는 특별한 기구나 스킬이 필요하지 않다. 혀 클리너라는 전용 도구가 있지만 따로 사용해도, 하지 않아도 상관없다. 자칫 기구나 절차를 늘렸다가 시작도 하기 전에 지칠 수 있기 때문이다. 다만 혀를 닦기 거부하는 아이도 혀 클리너의 '매혹적인' 디자인이 좋아 혀를 닦기도 한다. 한때 사용했던 사탕 모양 혀 클리너가 그랬다. 칫솔이든 혀 클리너든 칫솔질의 마무리 단계에서 서너 차례 혀 안쪽부터 앞쪽으로 긁어내면 충분하다. 구역감이 올라올 때는 반대편 손으로 혀끝을 살짝 잡은 상태에서 닦는 것도 도움이 된다.

다른 때에도 그렇지만 자기 전에는 특히나 혀를 더 꼼꼼히 닦아 주어야 한다. 오늘 밤에도 혀를 침대 삼아 세균들이 포근하고 안락한 시간을 보낼지 모르니까 말이다.

입 냄새가 걱정이세요?

입 냄새가 고민이시라면 칫솔질의 마무리 단계에서 혀를 꼭 닦아 보세요. 반대 손으로 혀끝을 살짝 잡고 닦으면 조금 더 수월하답니다.

치약 성분이 남으면 입 냄새가 더 심해지기도 합니다. 칫솔질 후 체온과 비슷하거나 조금 더 따뜻한 물로 충분히 헹궈 주세요(5회 이상).

또한 구강청결제의 알코올 성분이 입안을 더 마르게 해 입 냄새를 유발하기도 해요. 전문가와 상담 후 올바른 방식으로 사용하시길 권합니다.

공포의 빨간약

 칫솔질,
빠뜨린 데는 없나요?

어릴 적 유난히 잘 넘어지던 아이였다. 걸핏하면 무릎을 깨뜨리고 와서 무릎에 빨간약이 마를 날이 없었다. 그 당시 빨간약은 바르기만 하면 뭐든 낫게 해 주는 만병통치약이었다. 바를 때 특별히 아프지는 않았던 것 같은데 그 특유의 강렬한 색깔 때문이었는지 유독 무서웠던 기억이다. 다 크고 나서 알게 된 빨간약의 정체는 소독약이었다. '포비돈 요오드'라는 이름의 치과뿐 아니라 많은 병원에서 사용하는 효과 좋은 소독약.

치과에는 이것 외에도 유명한 빨간약이 하나 더 있다. '공포의 빨간약'은 양치질을 얼마나 잘 했는지 못했는지를 알려 준다. 이에 끈적하게 붙어 있는 플라크는 원래 하얗거나 조금 누런색이다. 나는 물론이고 다른 사람의 눈에도 잘 띄지 않기 때문에 칫솔질에 소홀해도 크게 와닿지 않는다. 하지만 입안의 플라크가 빨간색이었다면 어땠을까? 이 '공포의 빨간약'이 그에 대한 해답을 준다.

이 빨간약은 액체 형태이기도, 알약 형태이기도 하다. 치아에 골고루 바른 후 물로 헹구어 내면 이에 남은 플라크에 빨갛게 염색이 되어 어느 부위에 칫솔이 닿지 않았는지 눈으로 확인할 수 있다. 요즘 한창인 아이들의 구강 검진(치과 주치의 사업)에서 많이 사용되어 초등학교 고학년 친구들에게는 '공포의 빨간약'으로 여겨진다.

"으악, 이게 뭐예요~?"
"여기 빨갛게 남아 있는 데가 다 칫솔이 안 닿은 거야."

나름 치과에 온다고 열심히 닦았는데도 그대로인 빨간 플라크를 눈으로 확인한 아이들은 적잖이 놀란다. 누렇게만 쌓여 있었을 때는 신경도 쓰이지 않았는데, 빨간약을 바르고 보니 한눈에 들어와 부끄러워진다. 아이들에겐 충격이겠지만 이만큼 직접적인 방법도 없지 싶다.

마스크가 일상이 된 요즘, 입은 전처럼 잘 보이지 않는 신체 부위가 되었다. '마기꾼(마스크 사기꾼)'이라는 용어가 생길 정도로 코와 입은 가려지고 눈만 보이는 시대다. 마스크의 폐해 중 하나는 아이들이 이를 안 닦는다는 거다. 치아는 잘 보이지도 않거니와 폴폴 올라오는 입 냄새쯤은 혼자 맡아버리면 그만이니 안 그래도 귀찮던 칫솔질을 생략해도 될 기막힌 핑곗거리가 생긴 거다.

아이들 입속의 빨간 플라크는 이곳저곳에 뭉쳐져 있다. 그중에서도 심하게 안 닦이는 부위는 의외로 '앞니'다. 솔이 지나간 흔적조차 없는 아이들이 한둘이 아니다. 안쪽 깊숙이 있는 어금니도 아니고 볼이나 혀에 가려져 있는 부분도 아닌 누가 봐도 제일 잘 보이고 닦기 수월할 것 같은 앞니가 안 닦이다니 다시 생각해도 의아하다. 아이들도 앞니가 이렇게 안 닦였냐며 자기 이를 보고 깜짝 놀란다. 이를 닦으라면 습관적으로 어금니만 빠르게 앞뒤로 닦으며 거품만 내고 끝내는 친구들이 적지 않은 탓이다. 게다가 오른손잡이는 오른쪽 앞니를, 왼손잡이는 왼쪽 앞니를 더 닦지 않는다.

이런 일이 생기는 이유는 이를 순서대로 닦지 않기 때문이다. 내가 어디까지 닦았는지, 어디를 닦지 않았는지 알지 못한 채로 입안에 개운한 향이 난다 싶으면 칫솔질을 끝내고 만다. 어른들이라고 다르지 않다. 간혹 윗니는 닦고 아랫니는 닦지 않는 분들도 있고, 치아 겉면은 닦고 안쪽 면은 전혀 닦지 않던 분들도 있다. 이 이야기를 하니 그럴 수가 있냐며 웃는 분도 있었다. 가슴에 손을 얹고 말할 수 있다.

"진짜예요!"

치아는 한두 개가 아니다. 이 닦는 데에 집중하지 않고 막연히 기계적으로 닦기만 해서는 빠뜨리는 곳이 생기기 마련이다. 여러 개의 치아를 빠짐없이 닦으려면 내 나름의 칫솔질 순서를 정해 두는 것도 도움이 된다. 칫솔질 방법을 교육하는 전공 교재에도 가장 먼저 '순서대로 닦는다.'는 내용이 나올 만큼 중요한 부분이다. 오른손잡이는 오른쪽 위 구석부터, 왼손잡이는 왼쪽 위 구석부터 서서히 칫솔을 앞으로 이동해 가면서 닦는 것도 좋다. 가장 소홀하기 좋은 부분을 제일 먼저 닦는 거다. 조금씩 옆 치아로 이동하며 치열 순서대로 닦아 가다 보면 놓치는 치아 없이 모든 치아를 닦을 수 있다.

치아는 바깥 면과 안쪽 면 모두 닦아야 한다. 씹는 면도 닦고 마지막에 혀까지 닦아야 모든 칫솔질이 마무리된다. TV를 보거나 핸드폰 화면을 넘기며 대강하고 말 일이 아니다. 단 2~3분의 시간만 이 닦는 데 집중할 수 있으면 된다. 모두 빠짐없이 정성 들여 닦는 습관을 들인다면 공포의 빨간약도 더는 무섭지만은 않을 거다. 올해 왕창 남아 있는 빨간 플라크를 보고 놀랐던 아이들도 내년에는 마스크 없이 조금 더 나아진 모습으로 만날 수 있기를, 나와의 짧은 만남이 아이들의 평생 구강 건강에 조금이나마 도움이 되는 찰나였기를 바라본다.

 이 닦기 추천 순서

① 오른쪽 위 어금니 바깥 면부터 서서히 왼쪽으로 옮겨가며 닦습니다.
② 바깥쪽을 모두 닦은 뒤 왼쪽 어금니 안쪽 면부터 서서히 오른쪽으로 옮겨 갑니다.
③ 아래도 마찬가지로 반복합니다(바깥 면 → 안쪽 면).
④ 씹는 면(4곳)을 모두 닦습니다.
⑤ 혀를 닦고 마무리합니다.
제시된 순서는 오른손잡이를 기준으로 설명한 것이니, 왼손잡이는 왼쪽 위부터 시작해 보세요.

 ....

최근에는 이 '공포의 빨간약' 수입이 중단되어 다른 방식으로 플라크를 확인하기도 합니다. 빨간약만큼 직접적인 방법은 없었는데 아쉽기도 합니다.

특별 양치의 날

 특별한 순간을 만들어 볼까요?

우리집에는 특별한 날이 많다. 특별 여행의 날, 특별 그래의 날, 특별 잠자는 날, 특별 양치의 날. 사실은 뭐 하나 특별한 것 없는 일상에 '특별'이라는 글자만 붙여 새로운 날을 만들곤 한다.

'특별 여행의 날'은 유치원도 땡땡이치고 단둘이 어느 곳이든 간다. 산이고 바다고 장소는 하나도 중요하지 않다. 완벽하지 않아도 좋다. 부족하면 부족한 대로, 모자라면 모자란 대로. 이런 일탈이 얼마나 아이의 기억에 진하게 남는지를 알기에 하는 의식적 추억 만들기랄까. 아이는 아빠 없이 가는 둘만의 간소한 여행에서 훨씬 더 의젓한 '어린이'가 되곤 한다. 짐도 들어주고 도시락도 척척 싸고 엄마를 기다려 주는 방법도 배운다.

'특별 그래의 날'은 더 별것이 없다. 그냥 아이가 무엇을 하건 뭐든 "그래"라고 말하는 날이다. 간식을 달래도 바로 주고, 실 없는 놀이를 하자고 해도 바로 아이에게만 집중한다. 눈도, 입도, 마음도 아이를 향하는 날. 이날은 무엇이든 함께 놀고 무어라도 이해한다.

'특별 잠자는 날'은 거실에 두꺼운 이불과 폭신한 인형들을 잔뜩 깔아 놓고 안 보던 만화영화도 보고 이리저리 굴러다니다가 느지막이 잠이 드는 날이다. 대부분 9시 이전에 잠드는 꼬맹이에게는 취침 시간이 늦어지는 것만으로도 신선한 이벤트다. 이날은 '아빠 몰래'라는 게 가장 중요해서 모르는 척하는 아빠의 에티튜드가 필수적이다. 어찌나 즐거워하는지 수시로 어깨를 들썩이며 키득거리고 소곤소곤 귓속말을 하다 잠이 들곤 한다. 그 외에도 특별한 날들은 수도 없이 많지만 따지고 보면 뭐 하나 특별하지 않다는 게 진정한 매력이다.

'특별 양치의 날'은 조금 더 특별한 양치 시간이다. 어엿한 언니가 된 지금은 욕실에 서서 거울을 보며 이를 닦는 것이 일상적이지만, 특별 양치의 날엔 아기처럼 거실에 누워 조금 더 꼼꼼히 이를 닦는다. 서서 닦을 때 잘 보이지 않아 닦기에 애매했던 부분들도 누워서는 훤히 보이고 닦기에도 수월하다.

칫솔에는 당연히 물을 묻히지 않고 치약도 평소보다 적게 짜도 좋다. 거실 바닥이나 소파에 앉아 한쪽 다리를 아이에게 내어 주면 쪼르르 와서 다리를 베고 입을 벌린다. 반대편 손가락으로 입술과 볼을 젖혀 가며 평소에 잘 보이지 않던 곳도 눈으로 보면서 치아 하나하나 공들여 닦는다. 물도 묻히지 않았고, 치약도 적게 짠 덕에 거품은 많이 나지 않는다. 평소처럼 칫솔을 연필처럼 잡고 한 치아씩 문질러 주면 그만이다. 거품이 빨리 올라오면 컵 하나를 옆에 두고 뱉어 가며 해도 좋다. 이런 특별 양치 시간은 분주한 평일에는 어려운 일이다. 주말 중 하루, 저녁 시간으로 정해 놓으면 이 별것 아닌 일도 즐거운 이벤트가 된다.

이 특별 양치는 신랑에게도 적용할 수 있다. 가끔 이렇게 공들여 닦아 주면 꼭 스케일링을 받은 것처럼 온 치아 사이가 숭숭 뚫린 듯 개운하다며 만족스러워한다. 엄마들을 대상으로 강의를 하는 작가이자 아들 셋 엄마 '이준호 강사님'은 다 큰 첫째 아들도 가끔 이렇게 이를 닦아 준다고 귀띔하셨다. 아이들은 다 큰 것처럼 툴툴거리면서도 엄마의 품을, 엄마의 손을 그리워하는 법이다.

감염병에 의한 가정 보육이 생각보다 길어지면서 자의보다 타의로 아이와 부대끼는 시간이 많아졌다. 일찍부터 놀고 또 놀아도 시계를 보면 11시, 밥을 먹고 한참 지난 것 같은데 또 시계를 보면 3시였다. 시간이 그렇게 느린데도 어느새 아이는 낯설 만큼 훅 자라 있었다. 하루는 지루하게 길고, 1년은 속절없이 빨랐다. 가만히 앉아 기다려 봐야 흥미로운 일도 신선한 상황도 생길 리가 없었다. '특별'한 일은 내가 만들어야 했다.

뻔한 일상도 새로운 이름을 붙이면 특별해진다. '특별'이라는 글자가 붙은 무언가는 아이와 더 친밀해질 수 있는 시간을 선사한다. 매일이 똑같고 무료하게 느껴진다면, 특별한 시간을 엄마가 먼저 만들어 보는 건 어떨까. '특별'이라는 두 글자만으로 엄마에게도 아이에게도 근사한 마법이 일어난다.

 일주일에 한 번 갖는 '특별 양치 시간'

일주일에 한 번씩 '특별 양치 시간'을 가져 보세요. 특별한 시간에 치아 건강까지 일·석·이·조 아닐까요?

치약은 평소보다 적게, 물은 묻히지 않은 칫솔로 닦아 주세요.
반대편 손가락으로 입술이나 볼을 슬쩍 들어 올려 젖히고 닦아 주세요.
한 치아씩 꼼꼼히 보며 닦아 주시면 좋습니다. 환한 조명 아래에서요.

자기 주도의 시작, 칫솔질

 나를 돌볼 줄 아는 아이는
무엇이든 못할 것이 없습니다

초등학교 시절 방학이 다가오면 항상 도화지에 커다란 원을 그리고 쭉쭉 선을 그어 내가 어떤 때에 어떤 활동을 할지 계획하는 시간이 있었다. 하지만 알록달록 예쁜 색으로 색칠하는 게 중요했을 뿐 그 내용이나 실행 여부는 전혀 중요하지 않았다. 어찌나 촘촘히 칸을 나누었던지 '미션 임파서블'이었던 나의 계획표는 항상 냉장고에 붙은 채로 방학이 끝나도록 눈길 한 번 받지 못했다.

'내가 계획한 일을 스스로 실행하는 것'은 말처럼 쉬운 일이 아니다. 내가 해야 하고 할 수 있는 것을 분석해서 체계적으로 계획을 하는 단계부터가 쉽지 않은 일이며, 그것을 실제로 꾸준히 행하는 일은 또 전혀 다른 의미로 쉽지 않은 일이다. 가벼이 생각하면 그저 내가 하고 싶어 하는 것, 내가 해야 하는 일을 하면 될 뿐인데 내 몸이 내 마음대로 되지 않는 것은 어렸을 때나 지금이나 매한가지다. 그래서 여러모로 자기 관리가 투철하고 자기 의지대로 살아가는 사람을 보면 매력적이다. 무슨 일을 해도 자신감이 넘쳐 보이고, 어떠한 일을 맡기기에도 신뢰가 간다.

어렸을 때부터 자기 스스로를 돌보는 습관은 굉장히 중요하다. 특히나 요즘은 우리 윗세대처럼 한 가정에 대여섯씩 아이들이 복작거리는 경우가 몹시 드물다. 대개 한두 명의 아이를 보살피면 되는지라 아이와 관련된 대부분에 엄마, 아빠의 입김이 닿을 수밖에 없다. 그렇다 보니 아이가 할 수 있는 영역마저 침범당하는 일들을 심심찮게 볼 수 있다. 혼자 멜 수 있는 가방마저 스스로 들지 않는 시대라는 이야기를 하며 혀를 끌끌 차는 전문가들의 이야기를 듣고 마구 고개가 끄덕여지기도 했다. 마냥 '아기'로 키운 아이는 다 커서도 '아기'를 벗어나지 못한 채 몸만 커버리고 만다. 회사 내에서의 불리한 인사나 불쾌한 평가에도 '엄마'가 동원되어 항의를 하는 시대라니 놀랍기 그지없다.

자기의 몸을 돌보고 단정히 가꾸는 일은 생각만큼 쉬운 일이 아니다. 뭐든 몸에 나쁜 건 맛있고 몸에 좋은 건 입에 쓴 법이다. 무거운 몸을 일으켜 땀 흘려 운동하는 일도, 담배나 야식의 유혹을 이기는 일도, 바른 자세로 긴장된 몸의 형태를 유지하는 일도 뭐 하나 쉬운 일이 없다. 칫솔질만 해도 그렇다. 한두 번쯤 안 하고 눈 질끈 감고 넘어가면 어찌나 편한지 모른다. 굳이 무거운 몸을 일으켜 욕실까지 가서 싹싹 이를 닦고 나면 잠이 들 듯 몽롱했던 정신도 오히려 깨어나는 듯하다. 귀찮음에 몸을 맡기는 일만큼 쉽고 달콤한 선택은 없다. 그럼에도 불구하고 그 귀찮음을 이겨 내는 의지라면 무엇이든 못할까 싶다.

아기들은 배고플 때 먹고, 졸릴 때 자고 눈을 뜬 내내 엄마가 보이고 손이 닿으면 그게 행복이다. 그랬던 아기들도 자라면서 서서히 자기 몸을 돌보는 일을 시작한다. 꼬맹이가 자기 몸을 위해 제일 먼저 했던 일은 '식사'였다. 숟가락을 휘두르고 당장이라도 날아갈 듯 양팔을 털어 가며 이유식을 입에 넣었다. 그다음은 '씻기'였는데, 세수도 손 씻기도 아닌 칫솔질부터였다. 사실 그마저도 흉내만 내고 칫솔을 허공에 휘젓는 데 그쳤지만, 일단 자기의 몸을 챙기는 일을 시작했다는 데 의의가 있었다고 생각한다.

어려서 만들어 가는 칫솔질 습관은 자조 능력의 기본이 된다. 이를 닦는 시간은 자기를 돌보기 위해 애쓰는 시간이다. 매일같이 꾸준히 해야 하는 그 일은 알게 모르게 스스로를 돌보고 소중히 여기는 자세를 갖도록 한다. 내가 나의 몸을 위해 잠시 귀찮음을 밀어내는 일, 나를 계획대로 이끄는 힘. 자기 주도의 시작이다.

아이의 칫솔질 습관 형성을 위해 칭찬 스티커를 활용하기도 한다. 칭찬 스티커의 목표를 정하는 것도 그것을 실행하는 것도 결국은 스스로 계획하고 이루어 나가는 힘을 기르는 일이다. 처음 시작하는 '아기'라면 목표를 조금 쉽게 잡도록 독려해 주어도 좋다. 이때의 목적은 '성공'을 반복하며 기쁨을 맛보는 데에 있기 때문이다. 조금 큰 아이라면 조금 과한 목표를 정해도, 조금 부족한 목표를 정해도 상관없다. 여러 차례 반복에 반복을 거듭하며 자기를 평가하고 목표를 수정하면서 재실행하는 법을 배운다. 그 과정 사이사이 웃으며 응원하고 칭찬하는 것이 '엄마'의 역할이다. 스스로 해낸 아이는 자기에 대한 만족감도, 자존감도 한 계단 훌쩍 올라간다.

삶은 결국 습관의 연속이다. 좋은 습관의 연속인지, 나쁜 습관의 연속인지에 따라 그 결과치가 달라진다. 모든 건 결국 자신에게 달려 있다. 엄마가 아이의 인생을 대신 살아 줄 수 없듯 평생 칫솔을 들고 따라다닐 수도 없다. 결국은 제 이도 닦고 제 몸도 관리할 수 있도록 바람직한 자세를 가르치는 것까지가 딱 우리의 역할이다. 이를 닦는 것뿐만 아니라 제 인생을 살아가야 하는 주체가 아이라는 걸 잊어서는 안 된다.

나를 돌볼 줄 아는 아이, 나를 소중히 대할 줄 아는 아이는 다른 사람도 귀하게 대접할 줄 안다. 귀찮은 순간에도 이를 닦으러 몸을 일으킬 수 있는 아이는 어느 곳에서든 어떤 일을 하든 귀찮음과 나태함에 나를 맡기지 않을 거라 믿는다.

칫솔질은 미취학 아동의 표준교육내용인 '누리과정'의 신체운동영역에도 포함되어 있을 정도로 기본적이고 기초적인 필수 활동입니다.
"아유, 다 컸는데 아직 이도 제대로 못 닦니?!"라는 말은 금물이에요. 아이의 자조 능력을 키우는 데에는 엄마의 한 마디가 중요합니다.

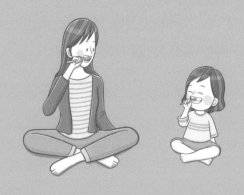

Chapter 3

그들만 아는 치과 이야기

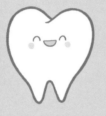

하얀색 충치

 산성비에 녹이 슬 듯 치아가 벗겨집니다

"무탄아 안녕~ 잘 가~!"

한동안 변기에서 내려가는 응아를 보고 굿바이 인사를 하던 꼬맹이는 이제 세면대에서 충치균에게도 굿바이 인사를 한다.

아이에게 알려 준 충치균의 이름은 '무탄이'. 충치균 중 가장 대표적이고 큰 역할을 하는 뮤탄스균(Streptococcus Mutans)에게 지어 준 우리만의 애칭이다. 하는 일들에 비해서는 너무 귀여운 애칭이 아닌가 싶지만 아이에게 알려 주기엔 더없이 좋은 이름이었다.

한참 작은 종이에 우리만의 그림책을 만들고 놀던 때가 있었다. 입안에 들어와 진득거리는 젤리와 사탕, 초콜릿에 발이 묶인 '무탄이'가 치아에 응가와 쉬를 하는 이야기. 무언가 불쾌하지만 사실이기에 생략할 수 없었다. 그 무탄이가 입 밖으로 엄마 아빠를 찾아가는 이야기들을 나누며 함께 즐거워했다. 그 뒤로 아이에게 충치균은 치아를 지키기 위해 무찔러야 하는 '적'인 동시에 엄마 아빠를 찾아 여행을 떠나는 '무탄이'이기도 했다.

뮤탄스균은 치아를 처음 망가뜨리기 시작하는 데에 힘을 발휘하는 충치균이다. "충치가 왜 생길까요?"라는 질문에 "뮤탄스균 때문예요!"라고 대답하는 똑똑한 아이들이 적지 않을 만큼 이미 친숙한 이름이기도 하다.

충치는 대표적인 '세균 감염성 질환'이다. 뭔가 어려운 듯 느껴지지만 말 그대로 '세균'이 옮아와서 생기는 병이라는 뜻이다. 굳이 예를 들자면 감기처럼, 눈병처럼 누군가에게 옮·는·다. 여기서 누군가에게 옮겨오는 무언가가 바로 '충치균'이다. 충치균이 없으면 아무리 사탕, 초콜릿, 젤리를 먹고 이를 안 닦아도 충치가 생기지 않는다. 단 걸 먹으면 충치가 생기는 이유가 바로 이 세균 때문이다. 아이들 못지않게 달달한 음식을 좋아하는 이 충치균 말이다.

충치균이 우리 입안의 달달한 '당'을 먹고 뱉어 내는 것은 다름 아닌 '산'이다. 하늘에서 내리는 비가 오염물질과 섞여 '산성비'가 되듯 '무탄이'는 우리 입안에 '산'을 뱉어 내 산성 환경을 만든다. 산성비는 오래된 건물이나 간판도 부식시키고 망가뜨린다. 단단한 철과 바위도 산성비 앞에서는 녹슬고 까지며 영 맥을 못 추리듯 우리 치아도 무탄이가 만들어 놓은 산성 환경에 결국은 남아나질 못하고 망가져버리는 거다.

치아 위에 한참 동안 쌓여 있던 플라크나 음식물을 기구로 슬쩍 걷어내고 보면 하얗게 부식된 치아가 보일 때가 있다. 얼룩덜룩 하얗게 되어버린 치아. 사실은 그것부터가 충치의 시작이다. 까맣고 어둡게 보여야 충치라고 생각하는 경우가 많지만, 단단한 치아에서 무기질이 빠져나가면서 약해지면 하얗게 된다. 초록 칠판에 쓰던 하얀 분필처럼 탁한 하얀색이 보인다면 그때부터 충치는 시작된 거다.

"무탄이가 입에 득실득실한데?"

달달한 젤리를 먹고도 양치가 귀찮은 꼬맹이에게 무탄이 이야기를 하면 여지없이 욕실로 달려간다. 세면대를 통해 엄마를 찾아간다는 무탄이 이야기에 아이는 또 신나서 인사를 한다.

"무탄아, 안녕~ 잘 가~!"

 충치의 원인, 충치균

충치균은 '당'을 먹고 '산'을 뱉어 냅니다. 중성이던 우리 입안이 산성이 되면서 충치를 만들어요. 그러니 단맛도 나고 신맛도 나는 과일주스나 탄산음료가 좋지 않은 건 당연하겠지요?

아빠 닮은 딸

 Made in 엄마, degined by 아빠

아들에 대한 로망이 있었다. 시대착오적인 게 분명했다. 대를 이어야 하는 것도 아니고 남아선호 사상이 진하게 배어 있던 50~60년대에 태어난 것도 아니니까. 그저 동글동글한 신랑을 참 좋아했던 나는 그 신랑과 똑같이 생긴 신랑의 미니미를 꿈꾸었을 뿐이다. 그리고 그 소원은 딱 반만 이루어졌다. '신랑 닮은 아들'이 보고 싶었던 나는 '신랑을 쏙 빼닮은 딸'을 낳았다.

태어나 처음 본 아이는 누가 봐도 '아빠 딸'이었다. 병원에서도 조리원에서도 가족들도 지인들도 모두 한마디씩 했다. 내가 남편을 낳았다고. 아이의 얼굴은 하루하루 바뀌었고 지금은 '아빠의 얼굴이지만 엄마 느낌이 난다.'는 이야기를 들을 정도는 되었다. 누가 봐도 '우리' 딸이다. 신기하게도 아이는 아빠 엄마의 얼굴만 닮는 것이 아니었다. 손톱 모양, 점의 위치, 식성, 잠버릇까지도 우리를 쏙 빼닮았다. 아이의 기질은 물론 행동 하나하나가 엄마 아니면 아빠의 것이었다. 아이의 심한 장난과 말썽에도 "대체 애는 누굴 닮아서 이래?"라고 할 수 없었다. 누구긴 누구겠는가. 누가 봐도 우리였다.

엄마인 나도 아빠인 신랑도 치과에 적지 않은 돈을 들였다. 엄마인 나는 적절한 시기에 치료를 '잘' 받아 놓은 덕에 일단락된 듯 보이지만, 아빠는 여전히 현재진행형이다. 엄마와 아빠가 모두 치과에 큰돈을 들였으니 아이도 그럴 가능성이 컸다. 치과에서의 통증과 무서움, 거기다 큰 비용 부담까지 물려주고 싶지는 않았다. 치아가 남들보다 더 약할 거라면, 남들보다 더 이를 잘 닦는 방법밖에 없었다.

간혹 누구네 집 아이는 단 걸 먹고 이를 안 닦아도 충치가 하나도 없는데, 우리 아이는 간식도 안 먹고 이도 잘 닦는데 매번 충치가 생긴다고 토로하는 엄마들이 계신다. 억울한 노릇이다. 피부가 덜 좋거나 눈이 덜 좋은 아이가 있듯, 치아 역시 충치에 더 취약한 치아가 있는 게 사실이다.

충치는 유전병으로 분류되지는 않지만, 건강과 관련된 대부분이 그렇듯 치아 건강 역시 엄마 아빠를 닮는다. 충치는 충치균에 의해서 생기지만, 충치가 잘 생기는 치아의 복잡한 모양이나 단단함, 치열, 침의 양이나 성분 같은 기본적인 것들이 유전되기 때문이다.

아이들은 어금니 씹는 면이나 치아 사이에 충치가 잘 생긴다. 어금니의 복잡한 홈도, 치아 사이의 공간도 부모를 닮는다. 골격은 물론이고 치아의 크기나 모양, 치열까지 닮다 보니 부모가 과거에 치아 교정을 했다면 아이들도 교정이 필요할 가능성이 크다. 같은 양의 충치균이 있다고 해도 치아가 단단하다면 충분히 방어할 수 있다. 그러한 치아의 구성마저 부모를 닮는다고 하니 이쯤이면 충치도 유전이 된다는 데에 반박하기는 어려울 것 같다.

어느 커뮤니티에서 충치는 어차피 유전이라 열심히 관리해 줄 필요가 없다는 글을 본 적이 있다. 잘 닦고 관리해도 충치가 생길 아이는 어차피 생긴다는 꽤 그럴듯한 논리였다. 하지만 이 말에는 중요한 사실이 빠졌다. 바로 '노력'이다. 유전적으로 조금 불리하더라도 유전의 한계를 넘는 건 결국 후천적인 노력이라는 것을 보아 왔기에 우리에겐 기회가 있다.

역시나 가장 중요한 건 얼마나 잘 관리하느냐이다. 상황상 불리한 치아여도 손길이 닿은 치아와 그렇지 않은 치아는 차이가 나기 마련이다. '어차피 유전이니 될 대로 되라지~!'는 절대 안 될 말이다. 건강을 운에 맡기는 것만큼 어리석은 짓은 없다. 약한 치아는 손이 조금 더 가고 마음이 조금 더 쓰일 뿐이다. 엄마는 아이에게 손이 더 간다고 해서 절대 그 손을 먼저 놓지 않는다.

앞니가 유독 큰 소위 '토끼 이빨'의 귀여운 친구가 있었다. 오랜만에 만난 친구의 아이는 앞니만 커다란 누가 봐도 귀여운 아기 토끼였다. DNA의 힘, 아이의 커 가는 모습을 지켜보며 이 유전의 신비에 수없이 놀라곤 한다.

"원래 이가 약해요." 그럴 수 있습니다.
엄마 아빠가 치과에 큰돈을 들였다면, 아이 구강 관리에 조금 더 신경 써 주세요. 우리는 아이의 평생 건강을 위한 삶의 태도를 물려주는 중입니다.

충치가 생기는 습관

 세련된 디저트보다는
토속적인 주전부리가 낫습니다

친구의 둘째 아이가 밥을 물고 있는 습관이 있었다. 첫째 아이
와는 전혀 다른 상황들에 여러모로 당황스러운 모양이었다. 이
유식이 끝나고 일반 식사를 할 즈음부터 밥을 물고는 삼키지를
않아 친구의 걱정이 말이 아니었다. 밥 한 끼 먹으려면 한 시간
이 훌쩍 넘어가 매일 밥전쟁을 치르느라 고생이었다. 말을 물
가로 끌고 갈 수는 있어도 물을 먹이지는 못한다더니 딱 그 짝
이었다. 밥을 입에 넣어 주는 것까지야 엄마가 도울 수 있었지
만 삼키는 건 오로지 아이의 의지에 달린 일이니 도무지 방법
이 없었다. 다행히 시간이 흘러 아이가 '밥'에 익숙해지면서 밥
을 물고 있는 습관도 차차 나아졌다. 하지만 밥을 물고 있던 습
관의 흔적은 치아에 그대로 남았다. 치아 면 여기저기가 희끗

희끗 벗겨지더니 다른 또래 아이들보다 이른 시기부터 치과에 돈을 들일 수밖에 없었다.

아이가 자라면서 일반 식사를 할 즈음 음식을 삼키지 않고 입에 물고 있는 아이들이 있다. 밥을 물고 있는 습관이 있던 아이들은 일찍부터 여러 치아가 희끗희끗 약해지곤 한다. 충치는 단지 사탕과 초콜릿 같은 달달한 간식을 많이 먹는다고 해서 생기는 것은 아니다. 먹는 습관도 중요한 요인이다. 5개짜리 요구르트 두 줄이 있을 때 두 아이가 각각 한 줄씩 나누어 먹기로 했다고 치자. 한 아이는 빨대를 꽂아 한 번에 다섯 개를 다 먹었고, 다른 아이는 놀이하는 내내 한 시간에 하나씩 5시간 동안 먹었다. 어느 아이에게 충치가 생길 가능성이 클까?

흔히 단 걸 '많이' 먹으면 충치가 생긴다고 생각하지만, 의외로 단 걸 '오래' 먹은 아이가 충치에 더 취약하다. 위의 두 아이 중 충치가 생길 가능성이 큰 아이는 요구르트를 천천히 오랫동안 나누어 먹은 아이다. 한 번에 먹은 아이에 비해 더 오랜 시간 동안 입안에 당분이 닿아 있었기 때문이다. 충치가 생기는 데에는 충치균, 먹는 음식, 치아나 입안 환경도 중요하지만, 그에 못지않게 '시간'도 중요하다. 치아에 음식물이 닿아 있는 시간이 길어질수록 충치가 생길 가능성이 커진다.

흔히 달콤한 사탕이나 초콜릿이 가장 문제라고 생각하지만, 의외로 튀긴 과자 종류도 그에 못지않다. 딱딱한 과자를 간식으로 먹고 난 후 한참이 지나고도 아이의 어금니에 노랗게 붙어 있는 걸 본 적이 있다. 치아와 한 몸이 된 과자 찌꺼기들은 뻣뻣한 칫솔로 힘 있게 문질러도 떨어질 생각을 하지 않았다. 눈으로 보고 꼼꼼히 닦지 않았다면 양치질 후에도 그대로 치아에 남아 있었을 게 뻔하다.

치과에서 어르신들을 뵈면 잇몸병(풍치)으로 치아를 잃게 되는 일은 많지만, 어려서 충치로 고생하셨던 흔적은 그리 많지 않다. 요즘의 아이들이 이른 시기부터 충치 치료로 고생하는 것과는 상반되는 일이다. 또한 야생의 동물들은 충치로 고생하지 않지만, 반려동물들은 충치로 고생하기 시작한다. 결국 식습관의 차이라는 데에 반박할 수 없겠다.

우리 부모님 세대와 우리 아이 세대의 식습관을 비교해 보면 이해가 쉽다. 예전에는 달달한 군것질거리가 흔치 않았다. 부드러운 카스텔라나 기름에 튀긴 바삭한 과자, 달콤한 사탕, 젤리, 초콜릿 등은 구하기도 어렵고 먹기는 더더욱 쉽지 않았다. 그저 나물 뜯어 반찬으로 먹고 감자나 고구마 캐서 간식으로 먹던 세대다. 그에 비해 요즘은 어떠한가. 여기저기 과자, 빵,

아이스크림, 사탕, 젤리, 초콜릿 등 간식거리가 넘쳐난다.

가공되지 않은 과일이나 채소의 섬유질들은 치아에 끈적이게 들러붙는 경우가 거의 없다. 정제되지 않았기에 영양도 풍부하고 부드럽지 않아 씹는 데에도 오래 걸린다. 섬유질을 꾸준히 여러 번 씹으면서 치아에 들러붙었던 치면세균막(플라크)이 제거되기도 한다. 그에 반해 요즘 아이들이 즐기는 간식거리는 씹을 필요 없이 부드럽고, 하나같이 치아에 들러붙어 잘 떨어지지도 않는다.

새로 올라온 지 얼마 되지 않은 새내기 치아는 아직 덜 단단하다. 겉으로는 단단해 보이지만, 입안에서 무기질을 흡수하면서 튼튼해지는 데 2년 정도의 시간이 걸린다. 그 사이 충치가 시작되면 더 빠른 속도로 번지는 건 당연하다. 어린아이들의 간식 섭취에 엄마의 개입이 반드시 필요한 이유다.

우리집 꼬맹이는 엄마의 토속적인 입맛을 그대로 닮아 생과일을 좋아하고 찐 감자, 찐 고구마를 간식 삼아 먹는 일에 익숙하다. 앞으로도 탄산음료보다는 물을, 사탕이나 젤리보다는 과일을, 튀긴 과자보다는 감자나 고구마를 먹는 조금은 촌스러운 아이로 자라길 바란다. 건강을 위해서는 세련된 디저트보다는 토속적인 주전부리가 훨씬 나으니까.

 충치유발지수

같은 음식이라도 오래 먹는 건 좋지 않습니다. 식사 시간을 30분 이내로 정해 주세요. 간식으로는 치아에 들러붙는 젤리나 정제된 밀가루 음식보다는 과일과 채소류가 좋습니다. 그렇다고 달달한 간식을 안 먹을 순 없으니 제때 칫솔질을 할 수 있도록 독려해 주세요. 칫솔질이 어려운 상황이라면 깨끗한 물로 입을 헹구는 것도 도움이 됩니다.

항목	지수	항목	지수
마가린, 버터	0	초콜릿	15
동태찌개	1	건포도	16
쇠고기 찌개, 어묵	2	인절미, 도넛	18
김치	3	사탕	23
고사리	4	전병	25
우유, 딸기	6	비스킷, 과자	27
깍두기	7	딸기잼	31
사과, 라면, 콜라	10	엿	36
아이스크림, 고구마	11	캐러멜	38
요구르트	14	젤리	48

대한치과의사협회[충치유발지수]
1부터 50까지 숫자로 표기하며, 숫자가 클수록 유발 가능성이 높은 음식입니다.

뽀뽀＝사랑＋충치균

 딩동! 충치균이 배송되었습니다

아이를 낳기 전부터 '나는 절대 아이 입에 뽀뽀하지 않겠노라.' 다짐하던 치과위생사였다. 그게 아이를 위하는 방법이고 아이를 사랑하는 일이니 나는 꼭 지키리라 마음먹었'었'다.

앞에서 이야기했듯 충치는 세균 감염성 질환이다. 누군가에게 충치균이 '옮아' 생기는 것이기에 아이 역시 누군가에게 옮아 충치로 고생할 수 있다는 뜻이다. 엄마의 뱃속에서 무균 상태였던 아기는 세상에 나오면서부터 온갖 세균들을 만나며 적응해 나가기 시작한다. 아무것도 없었던 입안에도 좋은 균과 나쁜 균들이 서로 적절히 공간을 나누며 균형을 유지한다.

입안에 좋은 균들이 자리 잡기 전에 충치균이 대거 '배송'되면 아이의 입안을 장악해버릴지도 모른다. 그걸 너무나 잘 알고 있었기에 최선을 다해 입맞춤을 참았다. 낳기 전에는 너무나 쉽게 할 수 있을 것 같았던 그 일은 '참았다'라는 표현이 적절할 만큼 쉽지 않은 일이었다. 아이의 뽀얀 볼과 동그란 입술은 당장 입술을 들이밀지 않고는 배길 수 없을 정도로 사랑스러웠다. 정확히 언제 아이와 뽀뽀를 시작했는지는 잘 기억나지 않는다. 최선을 다해 미루고 참았던 감정만 기억날 뿐이다. 뽀얗고 통통한 발바닥부터 몰래몰래 입을 맞췄다. 그것마저 어찌나 행복했던지. 지금은 꽤 컸음에도 여전히 '마우스 투 마우스'는 선뜻하지 못한다. 자꾸 머릿속에 내 입안에서 줄지어 걸어 나가는 세균들이 그려지기 때문이다.

엄마와 아이의 입안 세균은 거의(70~90%) 비슷하다. 같이 사는 가족이니 어쩔 수 없지 않나 싶었지만, 아빠와는 그렇지 않았다. 아이의 주 양육자가 엄마인 경우가 대부분이기에 공유하는 시간도, 공간도, 세균도 더 많을 수밖에 없는 거다. 이른 시기 충치균이 옮아간 아이일수록 나중에 충치로 고생할 가능성이 커진다니 또 '엄마'라서 미안해진다. 특히나 19~31개월은 '감염의 창(Window of infectivity)'이라고 부를 정도로 많은 충치균의 감염이 일어난다. 5세 이전에 충치균 감염을 낮추면 영구치에 충치가 생길 위험률이 70%나 낮아진다니 더 노력하지 않을 수 없다.

엄마들의 육아 동반자인 맘카페에서 아이의 얼굴에, 입에, 팔에 입술이 스쳤다며 자책하고 속상해 하는 엄마들을 간혹 만난다. 아이의 건강을 위해 입맞춤만은 하지 않으려고 나처럼 열심히 '참고' 있던 분들이다. 아이를 위한 노력에 박수 쳐 마땅하지만, 일상적인 실수에까지 자책하고 걱정할 필요는 없다고 댓글을 달곤 한다. 같은 공간에서 함께 먹고, 자고, 숨 쉬고 생활하며 간접적으로 옮겨가는 모든 경로를 차단하는 것은 불가능에 가깝기 때문이다.

뽀뽀를 아무리 참는다고 해도 같은 시간을, 공간을, 숨을 공유하며 은연중 옮아가는 것까지는 막을 길이 없다. 결국 옮아가는 세균 수 자체를 줄이는 일, 엄마의 입안을 관리하는 것부터가 가장 먼저. 엄마의 충치균은 아이에게 그대로 전달된다. 나 역시 그런 이유로 세수는 안 해도 이는 꼼꼼히 닦았다. 텁텁함을 견디지 못하는 탓도 있었지만, 아이 발바닥에라도 뽀뽀하려면 그 정도의 수고스러움은 감수해야 했기 때문이다.

택배는 항상 기쁘지만 열었을 때 '원치 않는' 선물이 들어있다면 반기는 이는 아무도 없을 거다. 최소한 충치균의 직배송 서비스는 미루고 미뤄야 한다. 이른 시기의 입 뽀뽀는 물론이고 음식을 씹어서 먹이거나 같은 수저를 사용하는 일들은 사랑과 충치균을 함께 전달해 주는 가장 위험한 행동이다. 엄마의 충치는 아기의 충치가 되기에, 엄마의 입안이 건강하면 아이의 구강 건강도 따라오기 마련이다.

아이가 사랑스러울 때마다 아이를 꼭 닮은 신랑에게 뽀뽀하는 걸로 절충해 보는 건 어떨까. 뽀얀 볼도 동그란 입술도 없겠지만 더 큰 사랑이 싹틀지도 모를 일이다.

 엄마의 충치

임신 계획 전, 혹은 임신 중 엄마의 구강 관리도 매우 중요합니다. 충치 치료와 스케일링으로 입안의 세균 수를 미리미리 줄여 주세요. 엄마의 충치는 아기의 충치가 됩니다.

아이 충치, 엄마 탓? 아이 탓?

 충치는 마이쮸 탓일까요?

'그랬구나, 그랬었구나.' 엄마가 되고 나서 배운 대표적인 공감법이 '구나체'였다. 아이의 마음에 생채기가 났을 때 당장 다그치거나 가르치기보다는 속상한 마음을 알아봐 주고, 아이의 마음을 인정하는 것이 우선이라는 기초적인 공감 방법이다. 글만 보면 쉬워 보이지만, 생각만큼 적용이 쉽진 않다. 마음이 덜컹한 순간 차분한 목소리와 온화한 표정을 잃지 않고 '그랬구나…. 우리 꼬맹이가 그랬었구나.' 하는 것은 나의 감정에 반기를 드는 경우일 때가 더 많기 때문이다. 그럼에도 아이보다 조금 더 살아온 '지혜로운 엄마'라는 이름으로 하루하루 애쓰며 살아간다.

아이의 마음을 쓸어주고 공감하는 데에 집중하면서 정작 엄마 자신의 마음은 얼마나 돌보고 있는지 의문이 들 때가 있다. 아이의 성장 발달 과정에서 일어나는 대부분의 크고 작은 사건들에서 '엄마 덕'보다는 '엄마 탓'을 하는 사회적 눈초리에 엄마 자신도 자기에 대한 의심이 수시로 올라오기 때문이다. '나 때문에 아이가 아픈가?', '나 때문에 아이가 산만한가?' 심지어 아이의 충치마저 나 때문에 이런 건 아닐까 죄책감을 느끼는 엄마들이 많다.

유독 충치가 자주 생기던 아이가 있었다. '안 하겠다, 싫다.'고 소리치지도 떼쓰지도 않고 가만히 누워 눈물만 뚝뚝 흘리던 아이였다. 아이와 한참 실랑이하는 것도 힘들지만, 이렇게 누워 소리도 안 내고 두려움을 꾹 참아 내는 아이를 보는 마음은 다른 의미로 쉽지 않다.

"제가 잘 못 닦아 주나 봐요. 매번 꼼꼼히 닦는다고 닦이는데….
아휴…."

아이를 보는 엄마의 마음은 얼마나 더 속이 아릴지 가늠이 되질 않았다. 아이는 소위 말해 치과의 단골이었다. 검진만 하는 단골이면 좋으련만 두 번에 한 번꼴로는 자잘한 치료가 필요했다. 그나마 다행인 것은 엄마가 애쓰고 관심을 두는 '덕'에 충치가 심해질 틈이 없었다는 것이다. 엄마는 매번 죄책감에 어두워진 얼굴로 연신 손이 닳도록 주무르셨다.

물론 이와 반대되는 상황도 존재한다. 어려서부터 한 번씩 엄마와 방문하던 아이가 있었는데 안타깝게도 매번 작은 충치들이 생겨 올 때마다 조금씩 치료를 받곤 했다. 밝고 귀여웠던 그 아들내미는 항상 재잘거리고 어떤 치료도 거뜬히 잘 받았다. 하지만 언제부턴가 웃는 얼굴을 보기 어려웠다. 치과가 무서워서도 겁이 나서도 아니었다. 매번 새로 충치가 생겼다는 사실을 알게 될 때마다 보호자인 어머니는 아이를 호되게 다그쳤다. 아이는 최선을 다해 이를 닦았지만 또 충치가 생겼고, 자기가 또 뭔가 잘못했다는 죄책감에 아무 말도 못하고 굳은 표정으로 가만히 앉아 있기만 했다.

그런 일이 계속 반복되자 더는 밝은 모습을 볼 수 없었다. 치과만 오면 '또 혼이 나겠구나!' 싶었던 거다. 나중에는 미리 검사하는 나에게만 들리게 조심히 묻곤 했다.

"선생님, 저… 또 충치 생겼어요?"

충치가 생겼어도 이야기하기 미안할 정도였다. 엄마가 또 얼마나 화를 낼지 눈앞에 훤히 그려졌기 때문이다.

원인을 찾는 일은 재발 방지를 위해 굉장히 중요한 일이지만 초점이 거기에만 맞춰져서는 안 된다. 탓하기만 하는 데서 끝난다면 아무런 발전 없이 반복되기만 할 뿐이다. 사실 충치가 생기는 건 누구의 탓이라 하기 어렵다. 아이의 이가 남들보다 무른 탓일 수도 있고, 달콤한 간식 때문일 수도 있다. 칫솔질을 잘 못했을 수도 있고, 어른의 관심이 닿지 않아서였을 수도 있다. 군이 탓할 대상을 찾아야 한다면 입안에 사는 충치균 탓을 해 볼까 싶다.

충치는 누구나 생긴다. 우리가 무언가 먹는 행위를 멈추지 않는 한 충치가 생길 가능성은 누구에게나 존재한다. 특히나 아이들의 치아는 아직 덜 단단해서 어른들의 치아와 비교해 꾸짖는 건 영 불합리하다. 당장 내 아이에게 충치가 생겼다고 해서 내 탓일까 자책할 필요도, 아이의 잘못을 꾸짖을 일도 아니다. 치과의사도 신경치료를 받고 치의학 석박사의 자녀들도 충치 치료를 받는다고 이야기하면 마음이 조금 가벼워질까.

아이의 구강 관리, 구강 건강은 짧은 호흡으로 끝나는 단거리

경주가 아니다. 처음에는 숨을 고르고 약한 부분은 치료하고 지속적으로 관리하며 이어나가야 하는 장거리 마라톤이다. 지금은 엄마가 긴 호흡으로 아이와 함께 성장하며 차근차근 좋은 습관을 쌓아 가는 시간인 거다.

치아의 작은 상처는 치료하면 그만이다. 아이와 엄마의 마음에 치료할 수 없는 불안감과 죄책감까지 남길 필요는 없다. 작은 충치가 생기는 건 누구의 탓도 아니다. 더 심해지지 않도록 관리하고 살폈다면, 그리고 기꺼이 치료를 잘 마쳤다면 누구보다 칭찬 받아 마땅한 일이다.

아이의 충치는 아프기만 한 것이 아니라 두렵고 슬프다. 충치만 긁어내고 하얗게 때울 것이 아니라 엄마와 아이의 마음도 만지고 보듬는 시간이 필요하다. '힘들었구나! 아팠겠구나!' 아이에게도 엄마에게도 진심 어린 '구나체'가 필요한 시점이다.

간혹 치과 탓을 하는 분도 있습니다.
"치과도 자주 오는데 왜 자꾸 충치가 생겨요?!"
그럴 때면 말씀드리곤 했어요.
"저는, 치과에 매일 오는데도 충치가 생긴답니다."

패디랩보다 엄마 손

 엄마는 오늘도 악역을 감수합니다

문이 닫혀 있는 VIP룸에서의 진료였지만 새어 나오는 울음소리와 악 소리에 무슨 일인가 궁금해 들여다본 참이었다. 협조가 좋지 않은 아이의 진료라 일부러 조용한 룸에서 치료하기로 한 모양이었다. 여느 아이의 치료에서와 마찬가지로 예상치 못한 상황이 발생할까 봐 모두가 한껏 신경을 곤두세우고 있는 상태였다. 소아 치과가 아닌 일반 성인 치과였지만 그 당시만 해도 일반 치과에서 무조건 아이의 치료를 종용하던 부모님들이 많이 있었다. 소아 치과는 예약도 어렵고 비용도 많이 드는 것 같다는 이유에서였다.

누운 채로 울며 소리 지르는 아이의 입을 억지로 벌려 치료하는 와중이었다. 번잡스러운 상황에도 아이의 움직임이 많진 않은 모양이었다. 자세히 들여다보니 그제야 무언가에 꽁꽁 묶여 있는 것이 보였다. 커다란 성인용 의자에 작은 아이가 결박되어 있었다. 책에서도 보았고 치과 한쪽 구석에 놓인 것도 보았지만, 실제로 사용하는 건 처음 본 날이었다. 보고 있는 나마저 갑갑한 느낌이었다. 썰매처럼 보이는 널따란 판자에 벨트나 큰 천이 덧대어져 있는 결박 장비의 이름은 '패디랩(pediwrap)'이라고 부른다.

행동 조절이 잘되는 아이들은 일반 치과에서도 치료를 받는 데에 무리가 없다. 어른들 못지않게 의젓하고 평화롭게 치료를 마치고, 하이파이브를 하며 병원 문을 나서는 아이들도 적지 않다. 하지만 모든 아이가 그럴 순 없다. 이곳은 어른들도 무서워하는 치과가 아니던가. 협조가 잘 안되는 아이들은 자칫 치료 중 다칠 가능성이 크다. 얼굴 가까이서 돌아가는 치과 기구는 뼈보다 단단한 치아를 갈아 없앨 정도로 날카롭고 힘이 세다. 그런 장비가 빠른 속도로 움직이는 상황에서 아이가 손을 올리거나 몸을 움직여 고개라도 돌리는 날에는…. 그 뒷일은 상상하고 싶지도 않다.

패디랩이라는 결박 장치는 아이의 안전을 위한 어쩔 수 없는 선택이다. 하지만 한 번만 아이의 입장에서 생각해 보면 그보다 더 공포스러운 경험이 있을까 싶어 마음이 저릿하다. 충치가 뭔지, 치료를 왜 해야 하는지 도무지 이해되지 않는 상황에 차가운 의자에 누워 팔다리를 꽁꽁 묶인 채로 낯선 치료를 받는 일은 아이로서는 전혀 수긍할 수 없는 일이다. 결국은 자신을 위한 치료라지만, 공포스런 상황에 아무리 울부짖어도 도와주지 않는 엄마가 원망스럽기만 할 게 뻔하다.

나는 유독 답답함을 못 견뎌 하는 사람이다. 무언가 내 몸을 속박하는 것을 병적으로 싫어한다. 감당할 수 없을 정도의 갑갑함에는 왠지 숨쉬기가 더 어려운 듯 느껴진다. 그런 나여서 더더욱 그 결박 장비가 곱게 보일 리가 없었다.

어린 시절 치과에 대한 경험은 평생을 간다고 봐도 무방하다. 치료 기억은 사라져도 그 공포의 기억만은 어딘가에 남는다. 성인이 되어서도 치과 공포증에 온몸을 사시나무 떨듯 벌벌 떠는 사람들도 있다. 의지만으론 어찌할 수 없는 심리적인 부분이기에 단순히 '겁이 많아서'라고 표현해서는 안 된다.

아이가 이 닦는 걸 싫어해서 억지로 닦이기는 너무 힘들다며 볼멘소리를 하시는 어머니에게 어떤 치과의사가 이야기했다.

"치과에서 결박하고 이 갈아내는 것보다 집에서 엄마가 잡고 이 닦이는 게 낫지 않겠어요?"

편안한 집에서 안정감이 느껴지는 엄마의 손에 잡혀 이를 닦는 것이 낯선 치과에서 단단한 패디랩에 묶여 이를 갈아내는 것보다 훨씬 낫다는 이야기였다. 충격적인 비교였지만 누구나 수긍할 수밖에 없는 답변이었다. 결국 아이를 위하는 일이 무언지 한 번 더 생각해 봐야 할 시간이다.

아이를 억지로 잡고 이를 닦이는 상황은 보기에도 안쓰럽고 몸도 마음도 지치지만, 피한다고 될 일은 아니다. 결국 아이가 커 가며 이 시간도 웃으며 이야기할 날이 온다. 낯선 곳에서의 차가운 패디랩보다는 사랑하는 엄마의 따뜻한 손이 백 번 낫다. 그걸 알기에 엄마는 오늘도 악역을 감수한다.

패디랩은 아이의 안전한 진료를 위해 반드시 필요한 장비입니다. 단지 '결박'이 싫다는 이유로 필요한 상황에서도 거부하는 건 옳지 않아요. 단, 아이에게도 충분히 설명한 후 진행해 주세요.

빨리 빨리

 빠른 게 다 좋은 건 아닙니다

정확히 7개월 즈음 꼬맹이 잇몸에 무언가 반짝이기 시작했다. 어쩐지 유독 침도 안 흘리던 아기가 맑은 침을 줄줄 흘린다 싶었더니 이가 올라올 때가 되었던 거다. 특별한 이앓이도 없이, 소리 소문도 없이 앞니가 올라왔다. 웃을 때마다 밥풀이 붙어 있는 듯 하얗게 눈에 띄더니 다른 앞니들도 서서히 올라오기 시작했다.

돌이 거의 다 되어 가도록 아이 이가 안 나온다며 걱정이던 조리원 동기가 있었다. 꼬맹이와 하루 이틀 차이로 태어난 '조·동 모임'이었기에 더욱더 아이들의 성장 발육에 서로 관심이 많았다. 뒤집고, 엎드리고, 앉기까지 많은 부분에서 조금 늦은 아기를 두었던 동기는 다른 아이들이 하나둘 이가 나온다는 소식을 접할 때마다 괜찮은 걸 알면서도 조급해지는 모양이었다.

같은 날 태어난 친구들도 하나같이 첫 이가 나오는 시기가 다르다. 생후 6개월이 채 되지 않아 이가 나오는 아기가 있는가 하면 돌 즈음 되어 여러 치아가 동시다발적으로 올라오는 아기도 있다. 같은 월령인 옆집 철수는 이가 나왔는데, 아직 우리 아이는 나올 기미도 안 보인다며 염려하는 엄마들의 마음을 모르는 것은 아니다. 별일 아닌 걸 알면서도 아이와 관련된 일에는 영 마음이 조급해진다. 나 역시 '엄마'라는 이름이 붙으면 영락없이 다른 자아가 나오는 듯도 싶다.

우리나라는 무엇이든 남들보다 빨리 빨리 하는 것을 좋은 덕목이라 여기는 '빨리 빨리의 민족'이다. 차도 빨리 가야 하고, 밥도 빨리 먹어야 하고, 계산도 빨리 되어야 한다. 오늘 밤 주문한 물건이 내일 아침 도착하는 기이한 나라. 이건 아기의 성장 발육에도 예외는 아니다. 경쟁하듯 아이를 키우며 남들보다 빨리 목을 가누고, 걷고, 말하는 것에 크게 의미를 부여한다. 그것이 과연 누구를 위한 일이었는지는 어느 순간 희미해진다. 사실 무엇이든 문제가 되지 않는 선 안에서는 조금 빨라도 조금 천천히 가더라도 뭐가 대수일까 싶다. 이가 나오는 일은 더더욱 그렇다. 일찍 나든 늦게 나든 적당한 시기에 20개의 유치가 완성되는 결과는 모두 똑같기 때문이다.

일찍 걸음마를 뗐다고 국가대표 육상 선수가 되는 것이 아니고, 일찍 말이 트였다고 특출한 아나운서가 되는 것이 아니듯 치아도 마찬가지다. 일찍 이가 나온다고 한두 개 더 주어지는 것이 아니다. 성급히 이가 난 아기의 엄마는 모유 수유도 치아 관리도 어려워졌다며 속상해 하고, 늦게까지 이가 안 난 아기의 엄마는 무슨 문제가 있는 건 아닐까 매일 밤 걱정한다. 반대로 생각해 보면 치아가 일찍 나면 더 이른 시기에 식사에 적응하기 수월해져 좋을 것이고, 천천히 나면 관리가 더 쉬워지니 좋을 것이다. 비가 오면 우산이 잘 팔려서 좋고, 날이 맑으면 소금이 잘 팔려서 좋다는 '소금 장수, 우산 장수' 이야기가 생각나는 대목이다.

이때 첫 이가 나오는 데 문제가 되지 않는 시기란 생후 12개월이다. 돌 즈음까지도 이가 올라올 기미가 전혀 보이지 않는다면 그때는 병원에 내원하여 진단해 보는 것도 좋다. 조명을 비춰 보면 잇몸 아래에 뽀얗게 자리 잡은 치아가 비춰 보일지도 모른다.

이가 나오는 시기만큼이나 이가 나오는 순서도 제각각이다. 앞니가 나오고 어금니가 나오는 대략적인 순서야 정해져 있지만, 아이의 치아 발육 상태나 덮고 있는 잇몸의 상태에 따라서 조금 일찍 나오기도 조금 늦게 나오기도 한다. 처음에는 치아도 한두 개씩 나오다가 어느 순간엔 우후죽순으로 마구 올라오기도 한다. '속도보다 방향'이 중요한 건 인생뿐만이 아니다. 삶의 이치는 치아 건강에도 적용된다. 모자라거나 넘치지 않게 제 개수에 맞는 치아가 바르게 나오면 되는 일이다.

조산이나 저체중으로 조금 작게 태어난 아기일수록 첫 이가 천천히 나오는 경향이 있다. 사람의 생김새가 모두 다르듯 치아도 마찬가지다. 이른 것이 맞고 늦는 것이 틀린 것은 아니다. 반대도 마찬가지다. 나중에 송곳니와 어금니들이 올라올 때는 여러 치아가 앞다투어 나와 다른 아이와 비교할 마음의 여유도 생기지 않는다. 유독 첫 이가 올라오는 데에만 관심이 집중되기 마련이다. 귀여운 첫 이가 기다려지는 건 누구나 마찬가지이지만, 내 아이가 주변 상황에 구애받지 않고 제 속도대로 갈 수 있도록 지켜봐 주는 것도 결국은 엄마의 몫이다. 앞으로 살아가는 내내 주변과 앞서거니 뒤서거니 할 일들은 차고 넘치도록 많을 테니까.

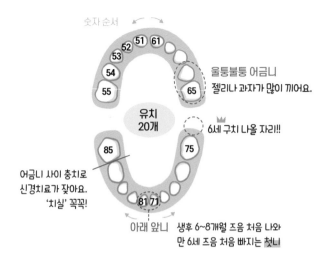

숫자 순서

52 51 61
53
54
55
65

유치
20개

울퉁불퉁 어금니
젤리나 과자가 많이 끼어요.

6세 구치 나올 자리!!

85
75

어금니 사이 충치로
신경치료가 잦아요.
'치실' 꼭꼭!

81 71

아래 앞니   생후 6~8개월 즈음 처음 나와
만 6세 즈음 처음 빠지는 첫니

✓ 마주보고 '아~' 입을 벌리고 있는 모양이라고 생각하세요.
✓ 치아 나오는 시기나 순서는 조금 빠르거나 늦어도 상관없습니다.
✓ 국가 구강검진 결과표에 숫자로 표기되어 있는 치아 번호를 확인해 보세요.
✓ 치아는 대칭적으로 같은 치아예요. 비슷하게 나고 빠집니다.

 첫 유치

생후 6~8개월 사이 아래 앞니부터 첫 유치가 올라옵니다. 조금 일러도 조금
늦어도 크게 상관없어요. 다만 첫 돌이 지나도록 나올 기미가 보이지 않는다
면 가까운 치과에 내원해 보세요.

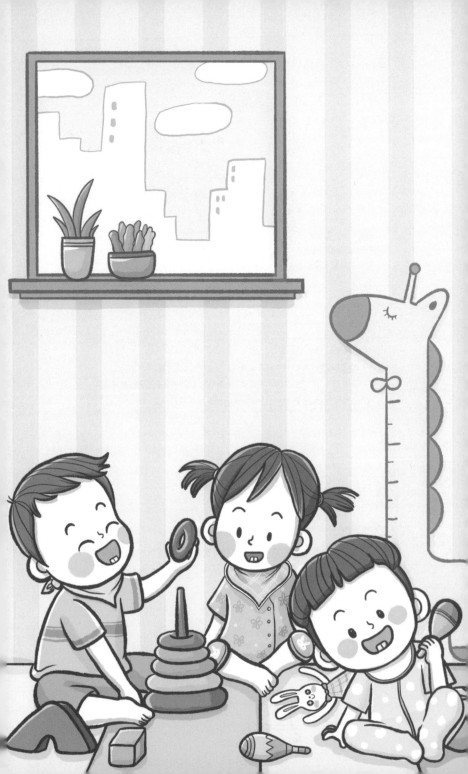

양심 치과?! 비양심 치과?!

 당신의 치과는 어떠한가요?

언젠가부터 '양심 치과'라는 말이 생겼다. 양심 치과라는 프레임 때문에 이상하게도 다른 여러 치과들은 순식간에 '비양심 치과'가 되어버린 느낌이었다.

치과는 유독 비싸다. 예전보단 건강보험이 많이 확대되었다지만, 여전히 커버하지 못하는 부분이 많아 한 번 가려면 크게 마음을 먹어야 할 정도다. 게다가 치과마다 충치 개수도 치료 견적도 천차만별이라 어디를 믿어야 할지 갈팡질팡하게 되는 일도 부지기수다.

치과 선택에 대한 상담 전화를 자주 받는다. "어디서는 치료를 하라 하고, 어디서는 하지 말란다.", "어디서는 씌우랬는데 어디서는 때우란다."와 같은 내용이다. 심하면 치료 견적이 두 배이상 차이 나기도 하니 평소에 믿고 다니던 곳이 있는 게 아니고서야 누구든 헷갈릴 수밖에 없는 곳이 바로 치과다.

이때 자칫 어딘가는 충치가 있는데도 못 보는 '돌팔이'로 여겨지고, 또 어딘가는 안 해도 되는 치료를 권유하는 '욕심쟁이'로 여겨질 수 있다. 돌팔이 VS 욕심쟁이라니 둘 다 마음에 들지 않는다. 이 둘을 가르는 기준에 '양심'이라는 단어가 들어가는 것도 영 마뜩잖다. 개인적으로는 양심보다는 '견해'의 차이라고 말하고 싶다.

어금니 한가운데 작은 점 같은 충치가 있을 때 무조건 치료하는 것이 옳다는 견해도 있고, 굳이 작은 충치에는 손을 대지 않는 것이 낫다는 견해도 있다. 이때 치료를 안 하고 두는 것이 무조건 양심적이라고는 할 수 없는 것이, 다음번에 그 충치가 심해져 상황이 더 나빠질 수도 있기 때문이다. 특히나 아이들은 어른들보다 충치가 순식간에 번지는 경우가 많아 작은 충치도 꼼꼼히 찾아내어 치료하기도 한다. 소아 치과의 치료가 일반 치과보다 과하게 느껴지는 이유이기도 하다. 그에 반해 어른들은 충치가 쉽게 번지지 않는다. 작은 충치가 금세 커지는 일도 적고, 가끔은 '정지우식'으로 치료할 필요가 없는 충치도 많다. 성인 환자를 많이 보는 일반 치과에서 작은 충치를 조금 더 관대하게 보는 이유겠다.

누군가는 관대하게 보는 곳을 양심적이라며 좋아할 수 있지만, 누군가는 왜 보고도 치료하지 않느냐며 불평하기도 한다. 결국 '양심 치과'라는 이름은 내 기준에 맞을 때 붙일 수 있는 지극히 개인적인 판단일 뿐이다.

가까운 곳에 믿을만한 치과가 있는 것도 복이라면 복이다. 갈팡질팡하지 않고 나와 내 가족의 구강 건강을 믿고 맡길 수 있는 곳 말이다. 그곳은 한 지역에서 오래도록 문을 열고 있는 곳이고, 친절하게 설명을 잘해 주는 곳이고, 특별히 비싸지도 저렴하지도 않다. 바로 손을 대지 않아도 되는 정도면 그냥 두는 것이 낫다는 곳. 양심과 스킬을 모두 갖춘 곳. 그곳에서는 '믿고 맡긴다.'라는 말이 무슨 뜻인지 알 수 있다. 거기다가 정기적으로 불러 주며 마음마저 편안한 곳이라면 더할 나위 없다.

다른 병원도 그렇지만 치과는 신뢰할 수 있는 한 곳을 정해두고 오래도록 다니는 것이 현명하다. 나의 치료 역사가 남아 있는 곳 말이다. 이전 충치의 진행 양상을 알면 지금의 작은 충치도 치료를 할지, 지켜보는 게 좋을지 판단하는 기준이 된다. 한 동네에서 함께 늙어 가는 치과, 그런 곳을 찾았다는 건 평생 구강 건강을 함께 할 좋은 친구를 둔 것과 같다.

'양심'에 털 난 사람은 어디든 존재한다. 치과뿐 아니라 아파트, 슈퍼, 관공서, 심지어 운전 중에도 이곳저곳에서 만날 수 있다. "비양심 치과라뇨? 그런 곳은 없습니다."라고 섣불리 말할 수는 없는 이유다. 다만 유독 치과에만 '비양심'의 프레임이 과하게 씌워지는 것이 못내 안타까울 뿐이다.

약은 약국에서, 교정은 교정과에서

 전문의가 '전문'인가요?

일반 치과지만 일주일에 한 번씩 교정과 원장님이 출근하던 곳이었다. 교정 진료만 맡던 페이닥터(월급제) 원장님은 여러 이유로 수시로 바뀌었다. 이사, 결혼, 개인적인 사정 등…. 진료기록부의 글씨체가 세 번 정도 바뀔 즈음 환자들도 불만을 토로하기 시작했다.

"손이 바뀌어서 불안해요."
"진행 계획도 제대로 모르시는 거 아닌가요?"
"끝내기로 한 기한이 한참 넘었는데 문제 있는 거 아니에요?"

처음 교정 진단을 하고 함께 골(goal, 의사와 결정한 치료 방법이나 방향 등)을 이야기했던 감독이 교체되는 것은 환자로서는 불안할 수밖에 없는 일이었다.

치과는 여러 진료과가 있다. 의과도 내과, 외과, 소아과, 산부인과 등 여러 과로 나뉘듯 치과도 치주과, 보철과, 보존과, 교정과, 구강외과, 구강내과 등 의과 못지않게 나뉘어 있다. 물론 각 과의 전문의 자격이 없어도 상관은 없다. 치과전문의 제도 자체가 그리 오래 되지 않았기에 세부 전공을 하지 않고도 문제 없이 양질의 진료를 하는 분들도 많이 있기 때문이다.

하지만 치아 교정은 조금 특수하다. 치과에도 치아 교정만 전문으로 하는 '교정 치과'가 따로 존재하는 만큼 다른 일반 치과보다 전문성이 요구되는 진료인 게 분명하다. 물론 교정을 전공하지 않고도 교정 진료를 하는 데에 법적인 문제는 없다. 하지만 법적인 문제만 따지고 말기에는 2년이라는 시간도, 600만 원이라는 비용도 적지가 않다.

"교정 어디서 해야 해? 그냥 근처 치과에서 하면 되나?"
"교정 치과는 어떻게 선택해야 하나요?"

요즘 유독 치아 교정에 관한 문의가 많다. 아이들의 턱과 얼굴은 점점 작아지는데 치아의 개수나 크기는 그대로이다 보니 치아가 나올 자리가 충분치 않은 탓이다. 예전과 다르게 아이들이 먼저 치아 교정을 해달라 조르기도 한다. 치아 교정은 다른 치과 치료와는 결이 다르다. 단발로 끝나지도, 들어가는 돈을 줄이기도 어렵다. 시간도 비용도 만만치 않기에 치아에 붙인 교정 장치가 '부의 상징'이던 시절도 있었다.

오래 걸리고 비용도 적지 않으니 시작하기 전에 더 심사숙고해야 하는 것은 당연하다. 치아 교정은 접근하기 까다로운 분야인 것은 확실하다. 예전에 보철을 전공했던 어떤 원장님은 치아 교정도 맡아달라는 환자에게 굉장히 큰 비용을 요구했다고 했다. 이유는 간단했다. '어렵고 힘들어서.' 아이러니하게도 더 퀄리티 있는 진료 결과가 나오기 때문에 비싼 것이 아니라 이처럼 하는 것 자체가 스트레스가 되어 수가가 비싸지기도 한다. 결국은 모두 다 사람이 하는 일이니 어쩔 수 없다.

교정은 가까운 곳에서 받는 것이 좋다. 정기적으로 몇 년을 다녀야 하기에 아무리 잘한데도 먼 곳은 부담스럽다. 그곳에 교정 전문의나 인정의 등 경험이 많은 치과의사가 상주하고 있으면 더없이 좋다. 갑자기 장치가 떨어지거나 문제가 생기는 일은 꼭 정해진 요일에만 일어나지 않기 때문이다. 교정 시기나 방법, 기간이나 정확한 비용 상담을 받을 수 있는 '정밀 진단'은 대부분 20만 원 안팎의 비용이 책정되어 있어 무턱대고 받기에는 부담스럽다. 간단하고 저렴한 1차 상담을 받은 후 대략적인 계획이나 병원 분위기를 보고 마음을 정한 다음 진단하는 것이 덜 후회하는 길이다.

맨 처음 아이의 상태를 진단하고 교정 계획을 세운 사람이 그 아이의 마무리도 그려 나가기 쉽다. 다른 사람이 그린 그림을 따라가지 못할 것은 없지만, 아무래도 내가 그린 그림만큼 애정이 가진 않는다. 오래 걸리는 일인 만큼, 건강에 관한 일인 만큼 환자와 의료진 모두에게 책임감이 요구된다.

한때는 어색했던 '약은 약국에서'라는 표어가 어느새 당연해졌듯, '교정은 교정과에서'라는 말도 언젠가는 당연해지지 않을까 생각한다.

치과 진료과

치과의 전문 진료 과목은 11개입니다.

① 구강외과(구강악안면외과) : 구강·얼굴·턱·치아에 관한 외과적 수술, 어려운 사랑니 발치, 구강암 관련 진료

② 구강내과 : 턱관절 장애, 이갈이, 코골이, 입안 점막에 발생하는 진료

③ 치과보존과 : 충치 치료, 신경치료 등 치아를 보존하는 치료

④ 치과보철과 : 크라운이나 브릿지, 틀니 등으로 치아의 형태나 기능을 복구하는 치료

⑤ 치과교정과 : 덧니, 주걱턱이나 무턱, 비뚤어진 얼굴, 선천적·후천적인 턱과 얼굴의 기형 등의 교정 치료

⑥ 치주과 : 잇몸 이상의 치료, 치아 흔들림, 스케일링, 잇몸 수술 등

⑦ 소아치과 : 소아의 치과 질환 전반의 예방 및 치료

⑧ 영상치의학과 : 방사선 촬영 등 영상 촬영 및 진단

⑨ 구강병리과 : 생체 조직에 대한 정확한 진단, 조직 검사

⑩ 예방치과 : 충치, 잇몸병 예방 관리, 구강 건강 유지를 위한 계속 관리 등

⑪ 통합치의학과 : 전반적인 구강 상태 검진, 일차적인 구강 질환 치료, 타과 의뢰 등

이처럼 다양한 진료과가 있지만, 대부분의 처치는 가까운 치과에서 가능합니다. 치과 치료가 필요하다면 가까운 치과에 먼저 방문하세요.

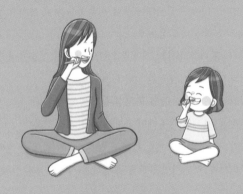

Chapter 4

천만 원 아끼는 골든 타임

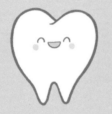

하루 10분의 기적

매일 찾아오는 골든 타임을
그냥 지나치지 마세요

하루 10분! 좋아하는 TV 프로그램 사이의 광고 시간이기도 하고, 재미있는 유튜브의 짧은 짤 하나를 보는 시간이기도 하다. 하루 1440분 중 단 10분! 그 10분은 아무리 시간에 치여 사는 현대인이어도 낼 수 있는 자투리 시간이다. 생각보다 많은 것을 바꾸어 놓을 수 있는 시간이기도 하다.

이 닦는 일은 유독 귀찮다. 잠자기 전 한참 노곤노곤할 때는 하루쯤 슬쩍 안 하고 넘어가 볼까 싶기도 하다. 얼마 전까지만 하더라도 '3·3·3'이라며 하루 세 번만 이를 닦아도 된다더니 이제는 잠자기 직전까지 하루에 네 번이나 이를 닦으란다.

한 번 이를 닦을 때 누군가는 5분이 꼬박 걸리고도 모자랄지 모르고, 누군가는 30초 만에 분노의 양치질을 하고 마칠 수도 있다. 막상 시간을 재면서 이를 닦아 보면 3분을 닦는 것도 대단한 일이다. 2분 남짓한 시간 동안 이를 닦는다고 했을 때, 하루 4번을 다 닦는다 하더라도 하루 동안 이 닦는 데 걸리는 시간은 10분이 채 되지 않는다. 고백하건대 사실 나도 하루 4번을 닦지 않는다. 하루에 10분도 걸리지 않는 건 당연하다.

하루에 4번 '씩이나' 이를 닦으라고 했을 때는 너무 많고 버겁다가도 하루 10분이라고 생각하니 조금 수월하게 느껴진다. 누구나 알고 있듯 컵에 반 '밖에' 없는 물과 반 '이나' 있는 물의 양은 결국 같다. 뭐든 생각하기 나름이다. 하루 10분 안쪽의 자투리 시간으로 천만 원 이상을 아낄 수 있다면 이를 닦지 않을 이유가 없다. 평생 구강 건강은 자연히 따라오는 수순이다.

골든 타임이란, 사고가 발생했을 때 인명의 구조 여부를 결정할 수 있는 시간을 뜻한다. 이 시간에 어떤 활동을 수행했느냐에 따라 한 사람의 생사가 결정되기도 한다. 우리가 천만 원을 아낄 수 있는 골든 타임은 매일매일 찾아온다. 하루 10분! 그저 멍하니 흘러가게 두어도 별 탈 없을 그 시간에 무얼 하느냐에 따라 우리는 천만 원을 아낄 수도, 천만 원을 잃을 수도 있다.

이제는 혼자 닦을 수 있지?

우리나라 최고로
양치 잘하는 '아기'라도 도움이 필요합니다

낯선 칫솔이 장난감인 줄 알고 좋아서 손에 꼭 쥐고 다닐 때부터 시작해, 이 닦자는 말에 도망 다니고 끄아앙 울던 시기는 이제 다 지났다. 바르게 누워 '하마 입'을 한다고 한껏 힘주어 입을 벌리고 있는 아이는 얼마나 귀여웠던지. 자연스레 서서 이를 닦기 시작한 시기에는, 치약 맛에 인상도 쓰고 퉤 해야 할 물을 꿀꺽 삼키기도 했다. 혼자 닦겠다며 이리저리 솔을 씹기도 하고, 입 주변에 거품을 잔뜩 묻히기도 했다. 이 닦다가 서로의 우스운 얼굴을 마주 보고 빵 터졌던 사랑스러운 기억도 있다.

그때는 무조건 엄마가 다 해 주어야 한다고 생각했다. 아이와 관련된 모든 일에 내 손이, 내 눈이 닿아야 마음이 놓였다. 그런

데 아이가 5살이 된 지금, 아이도 변했고 나도 변했다.

"이 닦고 자자~. 얼른 가서 닦고 와~."

유난히 피곤해서 내 치카도 귀찮은 밤이었다. 자기 전 치카를 봐주지도 못하고, 방으로 들어와버렸다. 몸은 이미 침대에 누운 채로 꼬맹이에게 입으로만 치카를 시키고 있었다. 한 번 누우니 몸이 천근만근 일어날 수가 없었다.

"우리나라 다섯 살 중에 제일 양치 잘하는 아기~!! 이 닦고 오세요~."

농담이 아니다. 진심으로 우리나라 다섯 살 중에 이렇게 양치를 잘하는 꼬맹이가 있을까 싶다. 이런 생각에 가끔은 스스로 해 보라며 마음껏 귀찮음을 부린다. 한참이 지나 한껏 힘주어 '이~'한 채로 방으로 들어온 아이의 입안을 살폈다. 역시 내 꼬맹이. 우리나라 최고다.

엄마는 가끔 엄마의 칫솔질도 귀찮다. 엄마라는 이름으로 귀찮음은 접어두고 아닌 척, 안 그런 척하는 것뿐이다. 안 그래도 귀찮은 아이의 칫솔질에서 언제쯤 해방이 될 수 있을지 궁금해하는 엄마들이 참 많았다. 나 역시 같은 엄마인지라 백 번 천 번 공감한다. 사실은 다섯 살 꼬맹이의 이를 혼자 닦으라고 하는 건 안 될 말이다. 아무리 '우리나라 최고로 이 잘 닦는 아기'여도 아기는 아기다.

칫솔질은 꽤 어려운 작업이다. 닦아야 하는 이유도, 방법도 다 알고 있어도 '손기술'이 따라 주지 않으면 잘 닦을 수가 없다. 아이들이 아무리 이를 잘 닦고 싶어 열심히 닦는다고 해도 충분히 닦이지 않는 이유다. 칫솔질을 꼼꼼히 원하는 대로 할 수 있을 만큼 소근육이 발달하려면 만 10세 정도는 되어야 한다. 아이들의 발달이 나이와 비례해 똑같을 수는 없으니 정확히 나이로 구분 짓기는 어렵다. 스스로 신발 끈을 잘 묶을 수 있을 때, 복잡한 모양의 가위질도 수월하게 할 수 있을 때가 되어야 칫솔질도 잘 할 수 있다. 사실 그 이후에라도 덜 닦인다고 느껴진다면 엄마의 눈길도 손길도 다시 닿아야 하는 건 당연하다.

그렇다고 해서 열 살까지 매일 하루 서너 번씩 쫓아다니며 엄마가 이를 닦아 주어야 한다는 의미는 아니다. 아이에게도 자기 몸을 돌볼 기회를 주어야 한다. 언제까지고 엄마가 다 해 줄 수는 없을 테니 말이다. 아이 스스로 충분히 닦을 수 있도록 독려해 주고, 엄마는 마무리로 한 번씩만 훑어 줄 수 있으면 된다.

그마저도 어느 정도 큰 아이라면 아침, 점심 칫솔질은 스스로 끝까지 할 기회를 주고, 자기 전 마지막 칫솔질만 엄마의 손이 닿아도 좋다.

우리집은 아이가 먼저 칫솔질을 시작한다. 충분히 닦았다고 하면 입안에 거품을 헹구기 전에 치실질을 해 준다. 치실은 어른에게도 어려운 부분이라 생각보다 오랫동안 내 손이 닿아야 할 거로 예상한다. 치실을 마치고 마무리 칫솔질을 시작한다. 한 손으로는 입술과 볼을 살짝 들어 젖히고, 한 손으로는 연필 잡듯 칫솔을 잡아 이를 문지른다. 혼자서는 잘 닦지 못하는 어금니 볼 쪽 면과 혀 쪽 면을 조금 더 꼼꼼히 닦는다. 스스로 혀까지는 잘 닦지 못해 엄마가 닦아 주고 마무리하는 식이다.

엄마의 손이 필요한 시기, 충분히 손을 내어 주고 좋은 습관과 태도를 길러 주면 그 이후의 구강 건강은 자연히 따라온다. 자꾸 귀찮아지는 마무리 칫솔질이지만 얼마 남지 않았다는 생각에 한 번 더 마음을 다잡아 본다. 언젠가는 마주 보고 이를 닦아 주는 오늘이, 아기 새처럼 벌린 이 조그마한 입이 그리워질지도 모른다.

글을 쓰며 다시금 반성한다. '혼자 닦으라고 하지 말아야지…',

아무리 우리나라 다섯 살 중에 제일 양치 잘하는 아기여도 말이다.

아이들의 소근육 발달은 만 10세 정도가 되어야 칫솔질을 할 수 있을 만큼 발달합니다. 스스로 할 수 있는 기회를 주되 적어도 자기 전 하루 한 번은 마무리 칫솔질을 도와주세요. 눈으로 보고, 손으로 훑어 주면 충분합니다. 그것만으로도 아이들에게는 조금 더 꼼꼼히 닦아야 하는 이유가 되거든요.

아이에게 닿은 엄마의 눈길과 손길은 어떤 식으로든 티가 난다는 거 잊지 마세요.

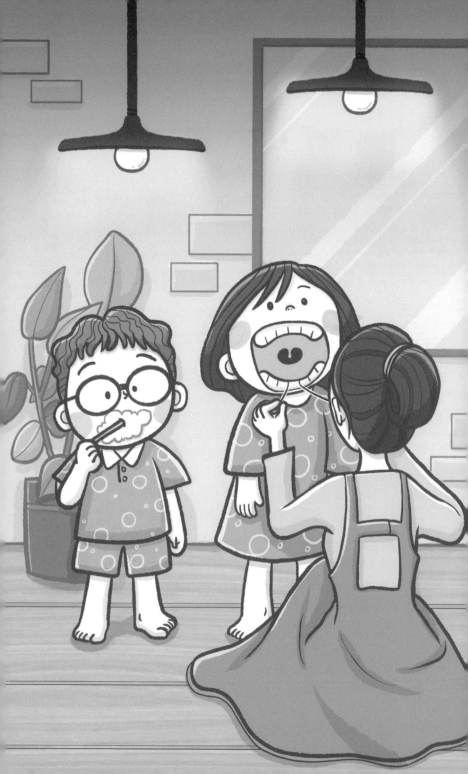

안 하면 손해 보는 구강 검진

 국가 무료 검진, 안 받으면 손해입니다

영유아 구강 검진

꼬맹이가 세상에 나와 가장 먼저 들은 말은 "어우, 크다!"였다. 출산을 맡았던 산부인과 선생님이 아이를 보고 본인도 모르게 외쳤다. 조금 크게 세상에 나왔던 우리 꼬맹이는 아기 때 내내 모든 성장이 상위 10% 이내였다.

또래에서 상위 10%라는 걸 알 수 있었던 건 '영유아 건강검진' 덕분이었다. 1년에 한 번씩 아이의 성장과 발달을 관찰해 다른 아이들에 비해 어느 정도의 성장이 이루어지고 있는지 확인할 수 있는 국가 무료 검진이다. 소아 청소년과에서 머리둘레, 키,

몸무게 등을 재고, 시기에 맞는 교육과 상담도 받을 수 있어 초보 엄마로서는 꽤 도움을 받았다.

영유아 건강검진에는 치과 검진도 포함되어 있다. 하지만 특성상 치과에 따로 방문해야 되기에 자꾸 놓치게 된다. 어른도 문제가 생기기 전에 치과에 가는 것이 익숙지 않듯, 치료도 아닌 검진을 위해 아이와 치과에 가는 것은 자연스레 뒷전이 되곤 한다. 또한 매년 받는 영유아 건강검진에 비해 띄엄띄엄 받게 되어 있는 구강 검진이다 보니 기간을 제대로 파악하기 어려워 더욱 그렇다.

초등학교 입학 전까지 시행되는 영유아 구강 검진은 총 4번이다. 2021년까지만 해도 3번이었는데, 올해(2022년)부터 한 번이 더 추가되었다. 18~29개월, 30~41개월, 42~53개월, 54~65개월. 이 시기를 월령으로 기억하는 것은 어려운 일이다. 정기적으로 안내 문자가 오긴 하지만 의미 없는 문자들 사이에서 그냥 넘겨버리기 일쑤다. 그러니 조금 수월하게 만 나이로 2살, 3살, 4살, 5살이라고 기억하고, 생일 전후로 챙겨 받는 것이 좋겠다.

영유아 구강 검진에서는 아이의 성장에 맞게 치아가 잘 나는

지, 충치가 생기진 않았는지 확인할 수 있고, 그 시기 구강 관리에 대한 기본적인 교육도 받을 수 있다. 첫 검진에서는 치과에 다녀와서 '뭐야, 별거 없네!' 싶을지도 모른다. 실제로 한 시간을 대기하고 1분 만에 검진이 끝나면 허무해지는 것도 당연하다. 사실 이 시기 구강 검진의 의미는 충치의 유무가 아니라 다른 데에 있다. 치과에 방문하는 것 자체가 '치과'라는 곳에 대한 거부감이나 불안감을 줄이는 데에 큰 역할을 하기 때문이다.

'가서 아무것도 안 하고 오는 것'이 사실은 첫 구강 검진의 목적이라고 말하고 싶다. 아이 스스로 '치과? 별거 아니네.'라고 코웃음 칠 수 있는 경험 말이다. 사람과의 만남이든 공간과의 만남이든 첫인상은 굉장히 중요한 법이다. 네다섯 살쯤 까맣게 충치가 생겨 처음 방문하는 치과는 아이에게 무서운 기억으로 남을 수밖에 없다. 첫 만남에서부터 아픈 주사나 치아를 갈아내는 감각을 느낀 아이가 무슨 수로 치과를 좋아할 수 있을까.

이른 시기에 치과 검진을 받은 아이가 그렇지 않은 아이에 비해 이후에도 충치가 덜 생긴다는 연구 결과가 있다. 이 연구가 단지 이른 검진과 충치의 직접적인 연관성을 의미한다고는 생각하지 않는다. 일찍 구강 검진을 받을 정도로 엄마가 아이의 건강에 관심이 많다는 의미이리라. 그만큼 칫솔질이나 이후의 관리에도 적잖이 노력했을 거라 예상한다. 아이의 구강 건강에 엄마의 관심이 중요한 항목인 것은 부정할 수 없는 사실이다.

이유 없이는 가게 되지 않는 곳이 치과다. 이유가 있어도 이 핑계 저 핑계로 가지 않아 더 문제가 된다. 어른도 그렇지만, 아이에게는 더더욱 그렇다. 어른에게 구강 검진은 언제든 해도 되는 일이지만, 아이에게 '아무것도 안 하고 오는' 첫 구강 검진은 그 시기 말고는 할 수 없는 일이다. 신인상이 평생에 '처음' 딱 한 번밖에 탈 수 없는 상이듯 말이다. 처음 치과에 방문하는 아이는 아직 치과가 무섭고 비싸고 싫은 곳이라는 걸 알지 못한다. 우리끼리만의 비밀로 하고 아이와는 그저 생소한 공간에 마실 가듯 나서 보자. '첫 구강 검진'을 안 받으면 '검진 비용'만 손해 보는 것이 아니다. 치과에 대한 '좋은 첫인상'을 잃는 일이다. 일생일대 큰 손해인 것이다.

학교 구강 검진과 치과 주치의 제도

초등학교 이전까지 시행되던 영유아 구강 검진 이후에는 학교 구강 검진으로 이어진다. 아직 일부 지역에서만 시행되고 있는 치과 주치의 제도 역시 그와 일맥상통하는 구강 검진 제도 중 하나다.

학교 구강 검진 덕에 그나마 일 년에 한 번씩이라도 치과에 갈 핑곗거리가 생긴다. 이마저도 없었다면 아마 몇 년이고 치과 문턱을 밟을 일이 없지 않을까. 검진 이후의 치료는 개인의 선택이지만, 적어도 충치가 생겼을 때 더 나빠지지 않고 조기에 치료 받을 수 있도록 알려 주는 데에 목적이 있다.

학교 구강 검진은 단순한 검사로 이루어진다. 충치 유무, 치아 이상, 구강 위생 정도를 간단히 파악하는 데에서 끝이 난다. 학교 구강 검진과 비슷한 듯 조금 다른 치과 주치의 제도는 몇몇 지역에서 시범적으로 시행되고 있다. 이 제도는 초등학교 4학년에 한해 이루어지는 조금 더 복합적인 검진 시스템이다. 단순 구강 검진처럼 충치나 치아의 이상을 확인하는 것은 물론이고 칫솔질이 잘 되고 있는지, 부족한 부분이 어디인지 개인별 치카 교육도 받을 수 있다. 가벼운 스케일링이나 충치 예방을 위한 불소도포도 포함되어 있어 시간은 조금 더 오래 걸리지만 검진, 예방, 교육이 포괄적으로 이루어지는 꽤 괜찮은 제도다. 시작한 지 얼마 되지 않았지만, 지속해서 빈틈을 보완해 가며 좋은 제도로 오래 자리 잡았으면 하고 바라본다.

영유아 구강 검진부터 학교 구강 검진, 치과 주치의 제도까지 여러 무료 국가 검진이 있다. 굳이 일부러 찾게 되지 않는 치과

이기에 매년 이런 장치를 활용해 내 몸을 맡기는 것도 지혜로운 방법이다. 매달 나가는 적지 않은 건강보험료로 받는 정당한 혜택이다. 받지 않고 넘기기엔 너무 아까운 일이다.

 영유아 구강 검진 시기(연령)

영유아 구강 검진 시기를 다시 한 번 기억해 두세요.
건강iN 홈페이지를 통해 검진 대상 조회 및 문진표 작성 등이 가능합니다.

구분	검진 시기	검진 연령
1차	18~29개월	만2세 전후
2차	30~41개월	만3세 전후
3차	42~53개월	만4세 전후
4차	54~65개월	만5세 전후

6세 구치, 나의 크라운

맏이에게 '책임'보다
'관심과 애정'을 보여 주세요

"이게 영구치라구요? 어머 몰랐어요……."

영구치인데 자꾸 유치라고 오해 받는 치아가 있다. 영구치라는
말에 저리 놀라는 이유는 벌써 충치가 생겨서다. 아직 올라온
지 얼마 되지도 않은 상태에서 말이다.

만 6살쯤 올라오는 영구치가 있다. 아직 나이도 어리고 유치가
빠진 자리도 아니다 보니 유치라고만 생각했다가 깜짝 놀라곤
한다. 구석에서 올라와 닦기도 어렵고, 유치인 줄 알고 관리에
도 소홀하기 쉽다.

나 역시 예외가 아니었다. 웃을 때마다 반짝이는 크라운 두 개가 바로 저 어금니다. 지금도 수시로 번쩍거려 가끔 꼬맹이의 놀림감이 되곤 한다. 이젠 치아 색의 예쁜 크라운으로 바꿀 법도 한데 벗겨 낼 용기가 없어 계속 그대로다.

반짝이는 크라운이 씌워진 그 치아의 이름은 '6세 구치'다. 만 6세에 나오는 어금니(구치)라는 뜻이다. 치아 번호로는 '6번 치아'이고, 첫 번째 나오는 큰어금니여서 '제1 대구치'라고 부르기도 한다. 이 치아의 이름을 따서 '구강보건의 날'을 6월 9일로 정했을 만큼 의미 있는 치아가…, 참 일찍도 썩었다.

6살에 나오는 이 어금니는 유치가 빠진 자리에서 나오지 않는다. 유치의 어금니 맨 뒤에서 잇몸을 뚫고 새로 올라온다. 유치의 어금니에 충치가 있었던 나로서는 처음 나오는 영구치를 지킬 방법이 없었다. 실은 나오는 줄도 몰랐고, 영구치인 줄은 더더욱 몰랐다. 나는 6살이었다. 유치의 충치를 고대로 옮겨 받은 나의 6세 구치는 나오면서부터 망가지기 시작했다. 이 닦는 것도 어지간히 귀찮아 했으니 당연한 결과였다.

나의 6세 구치는 천천히 썩어 갔다. 아프다 안 아프다 반복했던 기억이 있다. 그러다 어느 순간부터 전혀 아프지 않았다. 나중

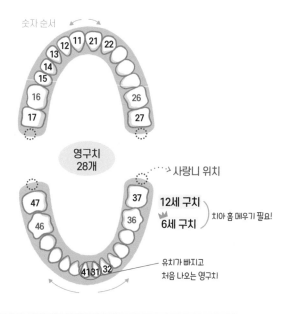

숫자 순서

영구치
28개

사랑니 위치

12세 구치

6세 구치

치아 홈 메우기 필요!

유치가 빠지고
처음 나오는 영구치

✔ 마주보고 '아~' 입을 벌리고 있는 모양이라고 생각하세요.
✔ 치아 나오는 시기나 순서는 조금 빠르거나 늦어도 상관없습니다.
✔ 국가 구강검진 결과표에 숫자로 표기되어 있는 치아 번호를 확인해 보세요.
✔ 치아는 대칭적으로 같은 치아예요. 비슷하게 나고 빠집니다.

에야 알았다. 그게 바로 치아의 신경이 죽었다는 의미라는 것
을. 아프지는 않았지만, 치아가 썩어 까맣게 보였다. 양쪽에 대
칭적으로 똑같은 치아가 까맣게 썩어 갈 동안 치과에 갈 생각
도 하지 않았다. 굳이 먼저 아이의 입안을 들여다보지 않았던
엄마는 아프다 말하지 않는 아이의 이가 썩었는지 알 도리가

없었고, 치과라면 지레 겁부터 먹었던 나는 이가 썩었다는 걸 알면서도 말하지 않았다.

6세 구치는 치아 중 제일 힘이 센 어금니로, 평생 씹는 일에 가장 큰 역할을 한다. 하지만 사실 그보다 더 중요한 일이 있다. "기준!" 어린 시절 체육 시간에 '기준'의 역할이 얼마나 대단했었는지 지금도 기억한다. 흩어져 있는 많은 아이 중 한 친구가 손을 들어 "기준!"이라고 외치면 그 주위 우왕좌왕하던 아이들도 순식간에 오와 열을 맞추어 자기 자리를 찾아가곤 했다. 그 친구처럼 6세 구치가 많은 치아의 '기준'이 된다. 다른 영구치에 비해 일찍 나와 자리를 잡으면 그 앞뒤로 영구치들이 줄을 맞춰 나오기 시작한다. 결국 턱과 얼굴의 성장과 모양도 좌우하는 일이다.

아이가 초등학교에 다니는 내내 이가 빠지고 새로 난다. 대략 6~7년이 걸리는 그 복잡한 변화 과정에서 가장 먼저 나와 단단히 물리면서 씹는 일의 대부분을 담당하는 것이 이 6세 구치다. 다른 치아들이 빠지고 새로 나오느라 제대로 씹을 수 없을 때도 6세 구치 덕분에 식사를 이어갈 수 있다. 외로이 씹는 일을 도맡아 하며, 주변 치아들이 자리 잡는 걸 지켜본다. 이쯤이면 거의 치아계의 맏이라고 볼 수 있겠다.

믿음직스러운 맏이에게는 자꾸 소홀해진다. 입안 깊숙이 나는 탓에 닦기 힘든 것은 물론이고, 유치의 막내라고 오인하여 자꾸 홀대한다. 때마침 만 6세 전후는 아이들의 자기 주관이 뚜렷해지는 시기이기도 하다. 이 시기 황제가 된 아이들은 뭐든 스스로 하고 싶어 해 엄마가 구강 관리를 돕기도, 달달한 간식을 제한하기도 어려워진다. 할 일이 많은 6세 구치는 올라오자마자 아주 불리한 환경에서 적응을 시작하는 셈이다.

믿음직스럽고 책임감도 투철한 맏이에게 조금 더 관심과 애정을 보여야 할 때다. 결코, 내가 맏이라서 하는 말은 아니다.

 6세 구치

영구치의 맏이 '6세 구치'에게는 관심이 필요합니다.

잇몸을 뚫고 올라오는 동안 피가 날 수 있습니다. 개의치 말고 부드러운 솔로 잘 닦아 주세요. 피가 무서워 닦지 않으면 염증이나 충치로 더 고생할 수 있어요.

씹는 면이 다 올라왔다 싶으면 치과에서 '치아 홈 메우기(sealant)'를 하는 것이 좋습니다. 충치가 생기면 하고 싶어도 할 수 없는 예방 진료랍니다.

안 하면 손해 보는 건강보험 활용

 만 6세와 만 12세는
잊지 말아야 할 골든 타임입니다

아이를 낳고 몇 년을 아이와 '껌딱지'처럼 붙어 있었다. 아이가
'엄마 껌딱지'이기 이전에 내가 '아이 껌딱지'였다. 아이가 유치
원에 들어갈 나이가 되어서야 '나'의 시간을 낼 수 있었고, 오랜
만에 다시 찾은 치과는 생각 이상으로 좋아져 있었다.

건강보험이 적용되는 진료가 적어 치과가 비싸게 느껴지는 건
여전했지만, 연 1회 보험 스케일링은 확실히 자리를 잡았고, 어
르신들의 틀니나 임플란트도 전보다 접근이 가까워진 느낌이
었다. 게다가 아이들의 치아 홈 메우기(sealant)와 레진까지 보
험 적용이 확대된 걸 보니 무언가 희망적이었다. 오랜 기간 치
과에 다니며 '돈' 때문에 치료를 못 받는 일, '돈' 때문에 치과에

발을 들이지도 못하는 일들을 보며 진심으로 마음이 아팠었다. 치과의 문턱이 점점 낮아지는 건 어찌 되었건 좋은 징조임이 틀림없었다.

중학교 교복을 입은 남자아이가 왔다. 몇 년 전까지만 해도 까불거리며 촐랑댔을 법한 아이가 한껏 과묵해진 채로 무게를 잡고 있었다. 북한군도 무서워한다는 '중2'였다. 앞니가 하나도 안 닦인 건 물론이고 새로 올라온 큰어금니들은 빠짐없이 충치가 있었다. 나오자마자 상한 게 분명했다. 초기 충치여서 그저 때우면 되는 정도였지만, 큰어금니 개수만 해도 8개니 비용이 적지 않았다. 한 치아 당 10만 원씩 8개, 총 80만 원이었다. 치료해야 하는 건 당연했지만, 누가 봐도 한 번에 들어갈 아이의 충치 치료비로 부담되는 금액이었다.

1년만, 아니 딱 6개월만 먼저 왔어도 좋았을 텐데…. 내가 다 아쉬웠다. 레진 치료를 보험 비용으로 치료하는 데에 한발 늦었기 때문이었다. 레진은 이런 초기 충치를 때우기에 더없이 좋은 재료다. 몇 년 전부터 만 12세 이하까지 건강보험이 적용되어 저렴하게 치료 받을 수 있게 되었다. 그런데 그 시기를 갓 넘겨 온전히 80만 원을 다 내야 하는 상황이라니 누가 봐도 아까운 상황이었다.

레진은 만 5세부터 만 12세 이하의 영구치에만 보험 적용이 가능하다. 유치에는 안 되고, 저 나이 이전이나 이후는 또 안 된다. 기한이 있기에 반드시 기억하고 있다가 제때 놓치지 말고 치료하는 것이 현명하다. 간발의 차이로 시기를 놓치면 같은 치료를 위해 4배, 5배 더 큰돈을 들여야 한다. 어차피 해야 할 치료라지만 한발 늦은 치료는 배가 아프고 속이 쓰리다.

이 외에도 기한이 정해져 있는 예방 진료가 있다. 큰어금니 8개에만 가능한 '치아 홈 메우기(sealant)'는 만 18세 이하까지 건강보험이 적용된다. 레진 치료보다 보험 적용 기한이 길기는 하지만 사실 의미는 없다. 치아 홈 메우기는 충치가 생기면 할 수가 없는 진료이기에 큰어금니가 다 올라왔다면 미루지 말아야 하기 때문이다.

홈 메우기가 가능한 큰어금니 8개 중 4개는 만 6세 전후에 올라오고(6세 구치), 나머지 4개는 만 12세 전후에 올라온다(12세 구치). 레진 치료는 보험과 비보험 비용의 차이 정도만 아낄 수 있지만, 치아 홈 메우기 같은 예방 진료로 아낄 수 있는 돈은 어마어마하다. 앞으로 충치가 생기지 않도록 돕는 일, 예방 진료 자체의 액면적인 비용은 저렴하게 느껴질지 몰라도 그것의 가치는 칫솔질만큼 천만 원 이상을 아낄 수 있는 일인지도 모른다.

잘만 알고 활용하면 구강 건강은 물론이고 돈도 아낄 수 있다. 간발의 차이로 놓쳐 아쉬운 상황을 많이 보곤 했다. 만 6세와 만 12세는 잊지 말고 치과에 방문해야 할 대표적인 골든 타임이다. 치과에서의 예방 관리와 초기 충치 관리로, 치료에 대한 부담이 더욱 줄어들길 바란다. 치과의 문턱이 더 낮아지고 심리적 거리가 조금이나마 좁혀지길 바라는 치과위생사이자 엄마의 마음이다.

 레진과 치아 홈 메우기

레진과 치아 홈 메우기의 보험 적용 나이와 범위를 기억해 두면 좋습니다.

구분	보험 적용 나이	보험 적용 범위
레진	만 5세 ~ 만 12세	영구치에만 적용
치아 홈 메우기 (sealant)	만 18세 이하	충치가 없는 영구치 어금니 8개 (제1 대구치 4개, 제2 대구치 4개)

만 6세와 만 12세는 반드시 치과에 가야 하는 나이입니다. 중요한 골든 타임을 놓치지 마세요.

치과와 멀어지는 방법

 귤 한 봉지보다 반가운 건
어르신의 건강한 얼굴입니다

"으~ 지겨워, 이제 치과라면 지긋지긋해~. 다신 안 올 거야."

오랜 기간 힘든 진료를 받다 이제야 끝이 보이는 어르신이었다. 워낙에 오래 고생하신 걸 알아 괜시리 투정 부리신다는 것 또한 알고 있었다.

"에구, 안 오심 어떡해요, 더 자주 오셔야 이런 고생 또 안 하시죠!"하니 샐쭉 웃으며 눈을 흘기셨다.

치과와 멀어지는 건 누구나 바라는 일이다. 치과뿐 아니라 아플 때 가게 되는 '병원'이라는 곳과는 하나같이 친해지고 싶지가 않다. 나뿐 아니라 우리 아이는 더더욱 아픔도, 고생도 없었으면 하는 건 모두의 바람이다. 그런 치과와 멀어지는 방법이 있을까? 적당한 거리를 유지하며 가깝지도 멀지도 않은, 딱 그 상태를 유지하는 방법은 있다.

치과와 멀어지는 방법은 아이러니하게도 치과에 자주 가는 거다. 환자들에게 이 방법을 알려 줬다가 얼마나 많은 눈흘김을 받았는지 모른다. 지금 소제목을 보고 기대하며 이 글을 읽는 여러분들도 눈을 흘기고 계실지 모르겠다. 치과에 자주 가야 치과랑 멀어진다니 이게 무슨 허튼소리인가 싶기도 하다.

치과에 간다고 충치가 안 생기진 않는다. 다만 충치가 심해져 고생스레 큰돈을 들이는 일은 막을 수 있다. 충치가 생길 게 예상될 정도로 관리가 안 되는 곳이 있다면 미리 알고 대처할 수도 있고, 이미 생긴 충치라면 초기에 적은 비용으로 큰 고통 없이 치료를 마칠 수도 있다. 초기에 발견하고 처치할수록 돈도 무서움도 줄일 수 있는 법이다. 충치는 한 번 생기면 저절로 나아지지 않는다. 운동이나 식이조절을 열심히 한들 이미 까맣게 썩어 벗겨지고 깨져 나간 곳이 되살아나진 않기 때문이다.

치과는 아프고 나서 가면 늦는다. 아프기 전에 가야 하지만 그

것만큼 어려운 일이 없다. 어른들은 6개월에 한 번, 아이들은 3개월에 한 번은 정기적으로 검진을 받으라고 얘기하는 이유다. 가볍게 들러 입안 상태만 확인하는 거라 아이들에게도 크게 부담되지 않는다. 요즘엔 스케일링이 보험 혜택을 받는 덕분에 1년에 한 번씩이라도 치과를 찾는 분들이 늘고 있다. 6개월이 아니어도, 1년이라도 다행이다. 긍정적인 변화라고 생각한다.

아이들의 치아는 어른들에 비해 약하다. 이 닦는 건 귀찮고 접한 지 얼마 되지 않은 간식들은 어찌나 맛있는지 손에서 놓기가 어렵다. 작은 충치가 생기는 일은 아주 쉽고, 한 번 생긴 충치가 크게 번지는 일은 더 쉽다. 그래서 어른들보다 조금 더 자주 3개월에 한 번씩 들러 충치가 심해지지 않도록, 신경치료까지는 받는 일이 없도록 관리하는 거다. 가끔 들러 별것 없이 보고만 나오는 검진 행위 자체로 치과에 대한 두려움이나 무서움이 흐릿해지는 건 덤이다.

치과를 싫어할수록, 치과와 멀어지고 싶을수록 조금 더 친하게 지내려는 노력이 필요하다. 건강하고 윤택한 삶은 거저 얻어지지 않는다. 결국은 노력, 또 노오오력이다. 그런 이치를 몸으로 깨달아 누구보다 잘 아는 지혜로운 어르신들은 눈을 흘기면서도 또 귤 한 봉지를 들고 치과 검진을 오신다. 오랜만에 뵌 건강한 얼굴은 반갑기 그지없다.

 치과 정기 검진

아이들은 3개월, 어른들은 6개월에 한 번씩 가볍게 치과 검진을 받으세요. 치과와 찐하게 친해지지 않는 가장 좋은 방법입니다. 바쁜 일상에서 기억하고 있기 어렵다면, 다니는 치과에 검진 주기마다 연락을 요청하는 것도 좋은 방법이에요. 제때 문자나 전화를 받아 검진 받을 수 있도록요.

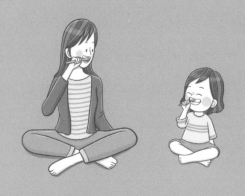

Chapter 5

나만 알고 싶은 노하우

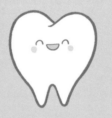

예비 엄마 구강 관리

엄마가 된다는 건 쉬운 일이 아니었습니다

_____

"아아, 또 피나…."

아이가 뱃속에서 하루가 다르게 커가고 있던 임신 후기. 칫솔질할 때면 여지없이 잇몸에서 피가 나곤 했다. 사실 나는 안 그럴 줄 알았다. '임신성 치은염' 같은 것은 관리만 잘 하면 무던히 지나갈 수 있을 것이라 자만했던 나였다.

임신한 예비 엄마들이 치과에 오는 경우가 간혹 있었다. 출산전 미리 관리를 해 두어야겠다며 잇몸에서 갑자기 피가 난다는 예비 엄마들에게 그 시절의 나는 크게 공감하지 못했다. '전문 직업인 치과위생사'로서 그들에게 필요한 건 어쭙잖은 위로와 공감보다 올바른 칫솔질에 대한 교육과 독려라고 생각했던 뼛속까지 직업인이었다.

"임신 중이라고 무조건 피가 나진 않아요. 여기가 덜 닦였네요. 잇몸에 염증이 좀 생겼나 봅니다. 더 신경 쓰셔야겠어요."

이런 틀에 박힌 답변을 했던 치과위생사였다. 지금 생각하면 낯뜨거운 일이었다. 어느덧 만삭의 임산부가 된 나는 핑크색으로 변한 치약 거품을 내뱉으며 그 장면이 훅 떠올라버렸다. 보는 사람은 아무도 없었지만 혼자 얼굴이 벌게지는 것 같았다.

임신 중 엄마는 많은 변화를 겪는다. 몸도 마음도 많은 것이 바뀌면서 애벌레가 나비가 되듯 전혀 새로운 존재가 되는 느낌이다. 아이가 뱃속에서 집을 짓기 시작하면서부터 생기는 호르몬의 변화는 엄마를 편히 두지 않는다. 수시로 속이 메슥거리고 몸의 형태도 달라진다. 내 몸이 처음부터 아이의 탄생만을 위해 만들어진 양 아이가 자리 잡기 쉽도록 온몸의 골격이 바뀌고 장기들도 새로 자리를 잡는다. 기분은 매번 롤러코스터를 탄다. 자두 한 알에 세상을 다 가진 듯 기뻤다가 영문도 모르는 TV 속 이야기에 눈물부터 후두두 떨어진다. 이러한 변화는 입 안에서도 야금야금 일어난다.

평소 몸이 찼던 나는 임신을 하면서 온몸이 불덩이처럼 뜨거워졌다. 신랑을 닮아 열이 많은 아이는 뱃속에서부터 열을 발산했다. 평생 그 정도의 열감을 느껴 본 적 없었던 나의 몸은 열을 견뎌 낼 방법을 몰라 수시로 두드러기가 올라오고 피부가 벗겨졌다. 아이가 자리하고 있던 배는 그냥 봐도 벌겋게 달아올라 있었다. 정도의 차이는 있지만 임신 중에는 이처럼 호르몬 변화 탓에 체온이 올라가고, 입안의 온도 역시 올라간다. 평소에도 축축하고 따뜻한 입안이 더 따뜻해지면서 세균을 배양하는 온실이 되어버린다. 면역력은 떨어지고 세균은 더 늘어나니 잇몸병이나 충치에 취약해지는 건 당연지사다.

게다가 임신 중 엄마는 몸무게도 마구 늘어난다. 아기의 무게는 고작 3kg 내외인데 엄마의 몸무게는 10Kg 이상 늘어나 소위 현타가 오기도 한다. 다행인 건 그 나머지 몸무게가 다 엄마의 '살'은 아니라는 거다. 아이를 제외한 태반이나 양수의 무게, 늘어나는 혈액의 양이 적지 않다. 임신 후기에는 엄마의 혈액량이 전보다 40% 이상 늘어난다. 전보다 피가 나기 쉬워지는 건 당연하다. 괜스레 코피가 나기도 하고, 이를 닦다 피를 보는 일도 흔해진다.

아직 불편감도 없고 몸의 변화도 느껴지지 않는 임신 초기에는 입덧이라는 아기의 극한 표현 방법이 아니면 임신이 실감 나지 않을지도 모른다. 입덧은 이 시기 아이가 자신의 존재를 뽐내는 유일한 표현으로 사람마다 증상도 다르고 경중 또한 다른 걸 보면 신기하기까지 하다.

나 역시 입덧에서 자유롭지 못했다. 평소 비위가 좋다고 생각했기에 입덧도 없이 무던히 지나가지 않을까 자신만만했지만, 그 예상은 보기 좋게 빗나갔다. 예민한 몸은 임신 극 초기부터 아이의 존재를 느끼기 시작했고, 아이는 생각보다 일찍부터 그리고 남들보다 늦게까지 열심히 본인의 존재를 표출했다. 먹덧과 토덧, 냄새덧을 복합적으로 했던 탓에 잠들기 직전까지 빽빽한 크래커를 입에 물고 있었고, 눈이 떠지기도 전에 침대 옆의 빵을 입안에 욱여 넣으며 일어났다. 코가 열 배는 커진 듯 세상의 온갖 냄새를 다 느끼며 수시로 먹은 걸 확인하던 시간이었다.

입덧은 양치질 시간도 열외일 수 없었다. 화장실 자체도 가기 어려웠지만, 치약 냄새는 단언컨대 최악이었다. 칫솔이 어금니에 닿기만 해도 입덧 버튼을 누른 듯 구역질이 올라왔다. 그런 상황에 '하·루·네·번·3·분·이·상·꼼·꼼·한' 칫솔질을 할 수 있을 리 만무했다.

입덧, 구역질은 치아 건강에 치명적이다. 구역질할 때면 위액과 함께 속에서 아직 소화되지 않은 음식물이 올라와 입안이 빠르게 산성화된다. 앞서 말했다시피 치아의 가장 큰 적은 '산'이다. 치아를 부식시키고 상하게 하는 것이 바로 충치균이 내뿜는 '산'이기 때문이다. 이러한 상황에서도 간식은 내내 입에 달고 있어야 하고, 이는 제대로 닦을 수도 없으니 여러모로 임신 기간은 치아 건강에 최고 난도의 허들임이 분명했다.

건강했던 엄마들도 임신 기간은 힘에 부친다. 평소 입속 건강이 좋지 못했던 예비 엄마들은 임신 기간 동안 더 빠르게 나빠진다. 애 하나에 치아 하나씩 빠진다는 우스갯소리도 역시 그냥 나온 말은 아니었다.

수시로 입 헹구기

입덧에 의한 구토 후에는 일단 깨끗한 물로 입을 헹구는 것이 좋다. 텁텁한 느낌에 급히 이를 닦고 싶을지도 모르지만, 위액과 덜 소화된 음식물로 인해 산성 환경이 된 입안의 치아들은 한껏 예민할 수밖에 없다. 그 상태에서 치약에 들어간 마모제와 칫솔질의 컬래버는 치아 면을 손상시키기에 딱 알맞은 조합이 된다. 우선 입을 헹궈 내고 30분 정도 지난 후 이를 닦는 것이 좋다. 수시로 간식을 먹는 시기이지만 그만큼 자주 닦기는 쉽지 않기에 중간중간 맑은 물로 입을 헹궈 주는 것도 도움이 된다.

이 닦는 시간이 편해지려면

입덧 기간에는 칫솔질 자체가 어려울 수 있다. 일상적으로 사용했던 치약의 향마저도 역하게 느껴지면서 구역질이 나기도 하고 입안 깊숙이 닿는 칫솔의 느낌에 구토가 올라올 수도 있기 때문이다. 굳이 임산부 전용 치약이 아니더라도 괜찮다. 향이 적은 치약으로 교체하거나 그마저도 힘들 때는 깨끗이 헹군 맨 칫솔로라도 이를 닦아 주는 것이 좋다. 주로 안쪽 어금니를 닦다가 구역질이 올라오곤 하는데 이때 고개를 숙인 상태에서 앞으로 살살 긁어내는 방식으로 닦으면 확실히 덜 역했다. 혀를 닦을 때는 반대 손으로 혀끝을 살짝 잡은 채로 닦아 내는 것도 좋은 방법이다.

칫솔질 방법

임신 후기에는 유독 잇몸이 예민해지고 붓고 피가 난다. 이때는 미세모 칫솔을 이용하여 치아보다 잇몸 위주로 닦는 방법을 추천한다. 올바른 칫솔질 방법은 여러 가지다. 각자 상황에 맞추어 변형해 가며 이를 닦는 것이 좋다.

'바스법(Bass method)'은 잇몸 관리를 중점적으로 하는 칫솔질 방법이다. 치아와 잇몸 사이의 경계 부위를 닦으며 잇몸 마사지까지 할 수 있다. 한 번 익혀 두면 이후에도 컨디션이 저조할 때 스스로 관리하기에 요긴하다.

 바스법(Bass method)

① 미세모 칫솔을 이용합니다.

② 치아와 잇몸 사이의 틈으로 칫솔모가 들어가도록 비스듬히 눌러 자리 잡아요.

③ 잇몸 사이에 칫솔모가 들어간 상태로 짧게 진동을 주듯이 움직입니다.

④ 옆 치아로 조금씩 이동하면서 순서대로 반복해서 닦습니다.

⑤ 씹는 면은 일반적인 방법으로 앞뒤로 닦아 주세요.

⑥ 앞니 안쪽 면은 칫솔을 세로로 세워서 한 치아씩 닦는 것이 좋습니다.

⑦ 혀를 닦고 마무리합니다. 구역질이 올라온다면 혀끝을 반대 손으로 잡고 닦으면 좋아요.

⑧ 치실이나 치간칫솔 등 추가적인 구강 위생용품까지 사용하여 마무리하면 더욱 좋습니다.

바스법에서 가장 중요하고 어려운 건 잇몸에서의 진동이다. 좌우로 짧게 진동을 준다는 것이 어느 정도인지 처음에는 생각보다 낯설 수 있다. 칫솔모를 잇몸 사이에 찌르듯 넣고 마치 간지럽 태우듯이 제자리에서 2~3mm 정도 살살 좌우로 움직인다. 이 움직임은 생각보다 적은 양인데 마치 제자리에서만 덜덜 떨리는 고장 난 세탁기를 연상하면 적절하다.

잇몸이 예민해진 임신 후기, 조금의 잇몸 출혈로도 깜짝 놀랄 수 있다. 입안에서의 출혈은 침과 섞이면서 적은 양으로도 많이 나는 것으로 느껴지기 때문이다. 실제로 피가 나는 곳을 발견하면 그 부위는 겁이 나서 아예 닦지 않는 경우가 많은데, 이는 가장 좋지 않은 선택지다. 출혈이 있으면 그 부위는 더 꼼꼼하게 플라크와 세균, 독소를 제거해야 한다. 그렇지 않으면 세균이 증식하고, 잇몸은 붓고, 피는 더 많이 나는 악순환이 계속될 뿐이다. 더 잘 닦아야지만 단단히 아물 수 있다. 바스법의 잇몸 마사지는 더 빠른 회복을 돕는다.

임신 중 스케일링

임신 중에는 병원 진료비가 줄어든다. 평소 2만 원 이내였던 스케일링도 이때는 5,000원대로 저렴하게 받을 수 있다. 임신 중기, 컨디션이 나쁘지 않다면 출산 전 가벼운 스케일링도 좋다. 출산 후 엄마와 모든 걸 공유할 아이의 구강 건강을 위해서이기도 하지만, 출산 후에는 치과 한 번 가기도 쉽지 않은 엄마 자신을 위하는 일이기도 하다. 하지만 모든 엄마의 컨디션은 같지 않다. 같은 주수라도 안정되지 않고 스케일링 자체에 대한 심리적 부담이 크다면 스스로 조금 더 꼼꼼히 관리하는 것도 방법이다.

 임신 중 건강보험 혜택

임신 중이면 외래진료비의 본인부담금이 경감(건강보험이 적용되는 급여 항목에 한함)되는 거 알고 있나요? 무리 되지 않고, 꼭 필요한 진료라면 저렴하게 진료 받으세요.

[국민건강보험법 시행령] 2017.1.1.시행

구분	건강보험 경감
상급종합	60% → 40%
종합병원	50% → 30%
병원	40% → 20%
의원	30% → 10%

엄마의 구강 환경은 아이의 건강을 위해서도 중요합니다. 임신 중 잇몸 질환은 조산, 저체중아 출산과도 연관이 있거든요. 엄마와 아이 모두를 위해 조금 더 꼼꼼히 관리해 주세요.

처음 칫솔질

 아이는 놀면서 세상을 배웁니다

유치 어금니와 송곳니가 올라오면 본격적으로 '진짜 칫솔'을 사용하기 시작한다. 이전까지는 거즈나 뭉뚝한 손가락 칫솔만 사용했었다. 진짜 칫솔이라니 아이의 반응이 궁금했다. 처음 이를 닦는 이 시기엔 이를 얼마나 깨끗이 잘 닦느냐보다 얼마나 칫솔질에 흥미를 갖느냐에 더 의미를 두어야 한다. 아이의 첫 시작은 엄마의 첫 시작이기도 하다. 항상 그렇듯 엄마가 준비할 것이 더 많다.

아이는 따라쟁이

'애 앞에서는 찬물도 함부로 못 마신다.'라는 말이 있다. 아이들은 천부적인 '따라쟁이'다. 본능적인 것 외의 대부분을 배우는 데 '모방'이라는 방법을 주로 사용한다. 꼼꼼히 관찰하고 탐색하고는 놓치지 않고 모두 따라 한다. 낯설 것이 뻔한 칫솔질도 엄마를 따라 하는 것부터가 시작이다.

이유식을 시작하기 얼마 전부터 엄마의 식사 모습을 유독 '뚫어져라' 쳐다보기 시작했다. 입에 넣고 오물거리는 모습까지 집중해서 쳐다보는 아이 덕분에 민망할 지경이었다. 한참을 관찰하더니 숟가락 비슷한 것만 근처에 지나가도 아기 새처럼 입을 벌렸다. 때가 되어 처음 이유식을 입에 넣고 자기도 본대로 오물거려 본다. 낯선 숟가락에 떠 놓은 음식을 입안에 넣고 오물오물 삼키는 행동은 젖병만 빨면 자연히 나와 꿀꺽 넘어가던 것과는 차원이 다른 복합적인 행동이다. 아기는 그 어려운 일도 차츰 적응하고 곧잘 받아들이기 시작한다.

칫솔질도 그렇다. 낯설기만 한 칫솔을 처음부터 무턱대고 입에 갖다 대어서는 좋아할 수가 없다. 이를 닦는 엄마 아빠의 모습은 칫솔질에 대한 호기심을 불러일으키기에 더없이 좋은 방법이다. 또 무언가 재미있는 일이 생긴 듯 눈을 동그랗게 뜨고 관찰할 거다. 그리고는 또 스펀지처럼 흡수한다. 이때 칫솔질에 대한 엄마 아빠의 긍정적인 표현을 곁들이면 좋다. '아이~ 개운해~!', '이를 닦았더니 이가 반짝반짝 깨끗해졌네~!' 등 밝고 행복한 표현으로 칫솔질의 긍정적인 면을 알려 주는 것은, '밥 먹었으면 이 닦아야지~!'라는 아이로서 이해할 수 없는 문장에 비해 더 좋은 반응을 이끌어 낼 수 있다.

칫솔은 장난감

아이들의 칫솔은 디자인도 중요하다. 이가 얼마나 잘 닦이느냐가 아니라 얼마나 아이의 마음에 드느냐가 더 중요한 시기다. 좋아하는 캐릭터가 있다면 좋아하는 캐릭터의 칫솔로, 장난감이 달린 걸 좋아한다면 요란한 칫솔을 준비해도 좋다. 아이의 칫솔에 엄마와 아빠의 취향은 중요하지 않다. 무채색의 점잖은 칫솔은 엄마만 좋아할 뿐이다. 첫 칫솔은 장난감이다. 가지고 놀다 보면 칫솔질과 친해지기도 수월해진다. 나중에 아이 스스로 고를 수 있는 때가 된다면 칫솔을 선택하도록 두는 것도 좋다. 아이들은 자신이 고른 물건에 큰 애착을 갖기 때문이다.

바나나 모양의 칫솔도 써보고 동그란 손잡이가 달린 칫솔도 써봤다. 짧은 솔이 칫솔 머리 부분에 돌돌 말려 있는, 마치 젖병 닦는 솔의 미니어처 같은 칫솔도 있었다. 처음에는 개인적인 선입견으로 사용하지 않았지만, 선물을 받아 사용해 보니 의외로 괜찮았다. 솔이 짧아 아직 나오고 있는 짧은 치아를 닦기에 좋았고, 칫솔 머리 전면이 솔이다 보니 어느 방향으로 문질러도 닦여서 편했다. 다만 치아가 모두 올라오고 나서는 솔이 짧고 안 닿는 곳이 생겨 다시 일반 칫솔로 돌아왔다.

치카 놀이

돌이 지나고 의도적으로 호비의 칫솔 장난감과 이가 커다란 강아지 인형을 준비했다. 수시로 강아지 인형의 이를 닦아 주며 흘러나오는 치카 노래를 들었다. 강아지 인형의 이를 닦던 칫솔이 본인 입으로 들어가기도 하고, 다른 인형의 이를 닦기도 했다. 놀면서 자연스레 '이를 닦는다'는 걸 알아가는 꼬맹이였다. 아이의 본격적인 치카 전에 그 인형과 칫솔 장난감을 들인 것은 지금 생각해도 탁월한 선택이었다.

시중에는 칫솔질 관련한 장난감과 그림책이 많다. 그림책은 아이에게 간접적으로 세상을 알려 줄 수 있는 가장 좋은 매체이자 친구다. 칫솔질 그림책을 보며 이를 닦는 이유와 방법에 관해 이야기할 수도 있고, 인형과 칫솔 장난감으로 이 닦는 놀이를 할 수도 있다. 무엇이든 장난감 삼아 놀이처럼 접근하는 것은 아이의 흥미를 유발시키기에 가장 좋은 방법이다.

엄마는 연기파

칫솔질 그림책 중에서는 이를 왜 닦아야 하는지 재미있게 알려주는 책들이 있다. 대개 무시무시한 충치균이 등장해 이를 공격하는 맥락으로 가끔은 귀엽기까지 한 내용이다. 아이들은 충치균이라는 '적'이 나오는 그림책을 보고 강렬한 인상을 받는다. 이후부터 칫솔질 내내 가상의 충치균과 싸워 치아를 지켜야 하는 건 엄마의 몫이 된다.

아이를 키우며 많은 부분에서 연기력이 계속 늘고 있다고 느끼지만, 아이의 양치질 시간에는 특히 더 그렇다. 보이지도 않는 가상의 충치균이 보이는 것처럼 싸움을 계속해 나가야 하고, 가끔은 내가 충치균이 되어 아이의 치아를 망가뜨리는 악역을 맡기도 한다. "어, 어!! 저기 충치균이 있다!! 충치균 나와라~!", "거의 다 잡았어, 꼬리 하나 남았다!" 뭐 이런 연기쯤은 이제 아무렇지도 않다. 짧은 칫솔질 시간 동안 열심히 전쟁을 치르고 나면 아이도 어려운 칫솔질을 한 것이 아니라 엄마랑 함께 놀이한 듯 신이 난다.

쿠키 가루나 후춧가루를 이용한다는 팁을 얻은 적도 있다. 아이 몰래 가루를 숨겨 두었다가 퉤 뱉어 낼 때 세면대에 뿌려 시각적으로 무시무시한 '충치 벌레'를 표현한다는 엄마였는데, 제법 동기 부여가 되는 모양이었다. 귀엽고 그럴듯한 방법이라 충치균에 심취해 있는 아이라면 한 번쯤 시도해 봐도 좋겠다.

칭찬과 보상

충치균을 무찌르는 데에 큰 공헌을 한 아이에겐 적당한 보상도 필요하다. 칭찬은 그저 '잘했어', '멋져'보다는 이를 들여다보며 '이를 닦았더니 이가 깨끗해졌네~!', '충치균을 잡았으니 이가 튼튼해지겠는걸~!'처럼 구체적이고 긍정적인 느낌의 언어 사용이 좋다. 칫솔질이 습관이 될 때까지는 아기 고래에게 폭풍 칭찬을 하는 것만으로도 이를 잘 닦아야 하는 이유가 될 수 있다. 칭찬은 고래도 춤추게 하듯 엄마의 칭찬엔 아기 고래도 이를 닦는다.

꾸준함의 중요성

간혹 이를 잘 닦던 아이들이 하루 사이에 이 닦는 것을 거부하는 시기가 오기도 한다. 일찍부터 칫솔을 가지고 놀고 칫솔질을 놀이처럼 하던 우리 아이도 갑자기 거부하며 떼를 쓰는 시간이 찾아왔었다. 흔히 전쟁이라 듣긴 했지만 정말 감당하기 어려운 전·쟁·통이었다. 물론 그 전쟁에서 우리는 항복하지 않았다. 꾸준히 시도한 끝에 휴전인지 종전인지 모를 평화가 찾아왔다.

하루 세끼 정해진 밥시간에 밥을 먹는 건 당연한 일이지만, 중간중간 간식을 먹는 일은 선택할 수 있는 일이다. 아이에게 칫솔질은 선택에 따라 해도 되고 안 해도 되는 간식 같은 것이 아니라, 하루 세끼 밥처럼 매일 당연한 일과로 자리 잡아야 하는 일이다.

어느 날은 칫솔질을 하고, 어느 날은 기분에 따라 하지 않고 잠드는 일관성 없는 행동은 아이를 헷갈리게 하기에 더없이 좋다. 무엇이 옳은지 그른지 판단하기 어려운 아이들에게는 명확한 기준이 없는 일들이 오히려 스트레스로 다가온다. 안 해도 되는 일이라고 인식되기 시작하면 수시로 귀찮은 마음이 올라오는 건 당연하다. 반드시 해야 하는 일이라면 물 흐르듯 자연스럽게 하는 것이 좋다. 칫솔질이 아이에게 당연한 일과가 되도록 습관화되는 것은 엄마뿐만 아니라 아이의 마음 역시 편하게 해 주는 길이다.

처음 치과 검진

아이는 엄마와 함께라면
뭐든 할 수 있습니다

낯선 상황도, 낯선 물건도, 낯선 사람도 아이들에게 불안함을 느끼게 한다. 그 낯섦이 조금 덜 고생스럽도록 도울 수 있는 사람은 역시 '엄마'다.

꼬맹이는 처음 만나는 것들과 쉽게 친해지지 못해 항상 애를 먹었다. 바다도 보는 것만 좋아할 뿐 모랫바닥에 한 번 내려놓으려면 난리가 났었다. 아기코알라처럼 아빠한테 매달려서 두 팔 두 다리에 온 힘을 주며 울었다. 바다는 좋아하지만, 바닷가는 싫어하는 아이와의 나들이는 꽤 오랫동안 쉽지 않았다. 지금이야 아무 데서나 신발을 벗어 던지고 뛰어노는 아이가 되었지만, 그때는 그랬었다.

물론 '촉감 놀이'라는 이름으로 시도하는 편백 나무, 마카로니, 콩알, 쌀알, 미역, 두부 등 낯설고 생소한 것들은 모조리 싫어했다. 무언가 시도하려 할 때 보이던 그 잔뜩 경계하는 눈빛이란···. 이런 낯선 환경에서 아이가 적응하기 위해서는 엄마가 먼저 시도하고 알려 주는 방법만 한 게 없었다. 엄마는 항상 먼저 두부로 범벅을 하고 미역으로 칠을 했다. 세상에서 가장 신뢰하는 엄마를 통해 낯선 대상의 무해함을 알게 되면 그제야 슬쩍 탐색을 시작했다. 스스로 확신이 서야 오롯이 빠져들어 놀 수 있었다.

첫 치과 방문 역시 어렵지 않다. 엄마가 있으니까. 엄마가 먼저 알려 주고 좋은 인상을 남길 수 있도록 서서히 다가가면 된다. 유해하지 않다는 걸 느끼도록 말이다.

'그냥' 다녀오기

처음 치과 검진은 '그냥' 다녀오는 게 목적이다. 그냥 다녀오기에는 영유아 구강 검진만큼 좋은 핑곗거리가 없다. 그게 아니라면 아무런 충치도 이상도 없이 치과에 방문하기란 쉽지 않은 결심이기 때문이다. '검진' 차 방문한 치과는 무서울 것이 없다. 낯선 상황에 놀라 울음을 터뜨리다가도 작은 거울로 입안만 슬쩍 보고 나오는 경험은 '어라, 치과 별거 아닌데?'라는 감상이 들게 한다. 같은 경험이 반복될수록 편안해지는 건 너무나 당연하다.

충분히 이야기하기

아이들은 엄마의 생각보다 용감하고 똑똑하다. 많은 상황에서 충분히 설명하면 잘 이해하고 받아들인다. 심지어 다 잘할 수 있다며 근거 없는 자신감을 뽐내기도 한다. 비록 시작은 근거 없는 자신감이지만 작은 성공이 반복되면 그 자신감에도 충분한 근거가 생긴다.

처음 치과 방문을 계획했다면 한참 전부터 충분히 설명한다. 이때 아이의 월령이나 나이는 중요하지 않다. 아이가 어려 듣지도 이해하지도 못할 거로 생각하는 건 어른들의 착각이다. 아이들은 안 듣고 있는 것 같지만 다 듣고, 이해하지 못할 것 같지만 다 이해한다. 달력에 커다랗게 동그라미를 쳐 놓고 다가오는 날들을 짚어 가며 함께 이야기하는 것도 좋다. 치과는 어떤 곳인지, 가서 무엇을 할 것인지, 왜 가야 하는지 정도면 충분하다. 그 대화 사이사이 치과 그림책을 활용하면 이야기를 풀어 나가기에 더 수월하다.

치과용 거울(치경)로 놀이하기

아이의 본격적인 칫솔질 시작 전에도 그랬듯 첫 치과 방문에도 그림책과 놀이는 도움이 된다. 그림책을 미리 보며 '치과'라는 곳에 대해 익히고, '치과의사 선생님'에 대한 거부감도 줄일 수 있다. 또한 그림책을 보고 나서 실제로 치과 놀이를 하면 더욱 좋다. 누워서 "하마 입"을 외치며 하마만큼 입을 벌리는 환자가 되기도 하고, 치아를 살펴보는 의사가 되어도 보는 거다.

이때, 실제로 사용하는 치경(치과용 거울)을 준비해 놓으면 여러모로 쓸모가 많다. 요새는 굳이 비슷하게 나온 값비싼 장난감이 아니어도 가까운 약국이나 인터넷에서 실제 치경을 저렴하게 살 수 있다. 작은 치과 거울로 놀이하며 미리 친해져 놓으면 치과에서 마주할 때도 거부감이 덜하다. 이 치경은 놀이에도 좋고, 집에서 입안을 살펴볼 때도 요긴하다.

첫 치과 선택

꼬맹이의 첫 치과는 인근의 유명한 소아 청소년치과로 택했다. 알록달록한 인테리어와 따뜻한 캐릭터들, 아이들의 눈높이에 맞춘 장난감이나 TV 채널 등 거부감이 들지 않도록 일부러 신경 쓴 공간이기 때문이었다. 처음 마주한 치과라는 곳이 차갑고 쓰디쓴 약 냄새가 나는 곳이 아니라 재미있고 편안한 곳이라고 느낄 수 있기를 바랐다. 언젠가 치과에 익숙해지고 협조가 잘 되는 날이 온다면 일반 치과에서 진료 받는 것도 나쁘지 않다.

첫 방문엔 진료 예약 시간보다 조금 일찍 도착해서 이곳저곳 탐색하는 시간을 갖는 것이 좋다. 진료실도 마찬가지다. 사실 '무섭다'라는 색안경을 빼고 보면 치과는 아이들이 좋아할 만한 것들 천지다. 치과 의자는 변신 로봇처럼 윙윙 움직이고, 왼쪽 전면에서는 저절로 물이 나오는 신기한 컵도 있다. 바스켓 위에는 우리집에도 있는 '작은 거울'이 놓여 있고, 의자 양쪽에 있는 물총은 바람도 나오고 물도 나온다.

치과에 온 아이들을 만나면 미리 워밍업을 한다. 아이들에게 치과 의자의 이것저것을 소개해 주는 것이다. 버튼을 눌러 움직이는 의자를 느껴 보기도 하고, 치경을 미리 입에 넣어 보며 곧 검진할 것을 알려 주기도 했다. 바람이 나오는 에어시린지는 갑자기 입안에 넣으면 놀라는 경우가 있어 미리 손바닥이나 손등에 약하게 불어 주며 거부감을 없앤다. 입 근처에도 살살 불어 주면 간질간질한 느낌에 대부분 아이들이 배시시 웃으며 좋아했다. 물총처럼 물이 찌익 나오는 것까지 보면 이미 아이들의 눈은 호기심으로 반짝반짝해진다.

부정적 표현 피하기

"경찰 아저씨 부를 거야! 경찰 아저씨가 잡으러 온다!"

아이의 행동을 저지하거나 달래야 할 때, 엄마의 힘만으로는 되지 않을 때 '경찰 아저씨'의 이름을 빌려 상황을 빠르게 벗어나고자 한다. 다 잡아가는 무서운 사람으로 묘사된 '경찰 아저씨'는 아이에게 좋은 이미지로 기억될 리가 없다. 이런 아이들은 위급한 순간 경찰의 도움을 받지 못하고 오히려 피하거나 더 겁을 먹게 된다. 경찰 아저씨는 나쁜 사람을 혼내 주지만, 우리를 지켜 주는 고마운 사람이라고 알려 주어야 한다. 치과 역시 그렇다.

치과는 무섭고, 비싸고, 싫다. 대부분 어른이 생각하는 치과에 대한 단상이 그러하다. 문제는 이러한 기존의 생각들이 은연중에 아이들에게도 표현된다는 것이다.

"이 안 닦으면 치과 가서 왕주사 맞아야 한다~.", "충치 벌레 생기면 치과 가서 다 윙~윙~ 갈아내야 해. 엄청 아파." 등 아이의 구강 관리를 위한다는 이유에서 하게 되는 협박 아닌 협박들은 아이들의 머릿속에 강하게 각인된다. 치과는 왕주사가 있고, 이를 갈아내는 무시무시한 곳이라는 인상은 아이에게도 엄마에게도 전혀 도움이 되지 않는다. 치과는 충치가 생겨도 더 아파지지 않도록 낫게 해 주는 고맙고 좋은 곳이라고 알려 주는 편이 훨씬 낫다.

거짓말하지 않기

먼 지인의 이야기였다. 아이가 치과에 가야 하는데 치과 얘기만 나오면 안 간다며 울고불고했더란다. 실랑이하는 게 힘들어 계속 미루다 더는 안 되겠다는 생각에 마트에 장난감 사러 가자고 꾀어서는 차를 타고 치과로 향했단다. 그 결과는…. 안 봐도 눈앞에 그려진다. 아이는 치과에 들어서자마자 기겁을 했을 거다. 좋아하는 장난감이 즐비한 마트를 기대했던 아이는 낯선 치과(심지어 열렬히 거부했던)를 마주하고 엄청난 배신감을 느꼈을 것이다. 그 상황에서 치과 진료가 잘 되었을 리가 있겠는가. 끝까지 울며 버티다 억지로 잡혀 입안만 힐끗 들여다보고 나왔을지도 모르고, 아예 치과 의자에 도착하지도 못한 채 다시 나가야 했을지도 모른다. 이후로 아이는 치과에 가자는 말뿐만 아니라 마트에 가자는 엄마의 말도 온전히 믿기 어려워지지 않았을까.

한 번 두 번 거짓말이 쌓이면 이후로는 아이로 하여금 상대에 대한 신뢰를 잃게 만든다. 실제로 치과 검진에서도 보기만 할 거라는 어른의 말을 신뢰하고 입을 벌리는 아이가 있는가 하면 그 말을 끝까지 믿지 못하고 입을 앙다문 채 고개를 젓는 아이들도 있다. 상대를 믿지 못하는 건 아이의 기질 탓만은 아니다.

아이들에겐 더더욱 '진실'을 이야기해야 한다. 주사를 맞을 때도 '이거 하나도 안 아파.'가 아니라 '조금 따끔하지만 참을 수 있을 거야.'라고 알려 주는 것이 낫다.

약속과 보상

처음 영유아 구강 검진은 대부분 특이소견이 없는 경우가 많다. 다만 두 번째, 세 번째 검진부터는 충치가 발견될지도 모른다. 혹 충치가 있더라도 예상치 못한 당일 치료보다는 다음번에 정식으로 예약하고 재방문하는 것이 좋다. 아이는 아직 마음의 준비가 되지 않았기 때문이다. 첫날은 치과에서 잘 '보고' 오기로 약속하고 집을 나섰을 것이다. 잘 보러 가서는 잘 보고

만 오는 것이 정답이다. 아이와의 약속은 어른들 간의 약속과는 무게가 다르다. 아무리 사소한 약속이어도 더 귀하게 대해야 하는 법이다. 아이들에게 어른들의 사정은 중요하지 않다. 그저 '거짓말쟁이'만 남을 뿐이다. 약속을 지키지 않는 '거짓말쟁이'의 말은 힘이 없어지는 것이 당연하다. '양치기 소년'처럼 말이다.

멋지게 잘 '보고' 온 아이에겐 폭풍 칭찬과 적절한 보상을 해 주는 것도 다음 번 치과 방문에 도움이 됩니다. 작은 보상이라도 아이에게는 성취감과 더 큰 용기를 낼 수 있는 원동력이 되니깐요.

처음 습관 만들기

"내가! 내가!"
가끔은 정말 '네가' 다 했으면 좋겠습니다

"내가 할거야~ 내가! 내가!"

입히고 먹이고 재우고 씻기는 모든 행위에 엄마의 손이 닿다가 어느 순간 그 모든 걸 스스로 하겠다는 '내가병'이 찾아온다. 아이는 신발도 '내가' 신어야 하고, 불도 '내가' 꺼야 한다. 엘리베이터 버튼도 '내가' 눌러야 하고, 심지어 설거지까지 '내가' 한다고 하니 눈물 나게 고맙다. 성질 급한 엄마는 기다리는 동안 어금니를 꽉 깨물곤 하지만 이 시기 역시 피할 수는 없다. 함께 즐기며 '네가' 할 수 있도록 한 걸음 뒤에서 기다리는 방법뿐이다. 이 시기를 잘 지나 보내면 아이 스스로 할 수 있는 것들이 훨씬 많아진다.

스스로 이 닦아 보기

스스로 이를 닦겠다며 떼쓰는 아이와는 굳이 실랑이하지 않아도 된다. 간혹 초등학교에 들어간 아이의 칫솔질도 전적으로 도맡아 관리해 주는 꼼꼼한 엄마도 있다. 웬만한 애정과 성실함이 아니고서는 어려운 일이다. 엄마의 손이 닿은 만큼 관리가 잘 되는 건 당연하다. 하지만 언제까지고 엄마가 따라다니며 이를 닦일 수는 없다. 부모가 아이의 인생을 대신 살아 줄 수 없듯이 말이다. 우리의 목표는 '엄마가 잘 닦아 주는 것'이 아니기에 '스스로의 몸을 돌볼' 기회를 주어야 한다.

항상 엄마가 닦아 주면 닦아 주는 대로 하마 입만 벌리고 있던 꼬맹이가 어느 순간 칫솔을 쥐어 보고 싶어 했다. 거품 묻은 칫솔을 처음 손에 쥔 아이는 새삼 설레어 보였다. 드디어 자기 손으로 무언가 할 수 있음에 잘해 보겠노라는 결의가 눈에 한가득이었다. 처음에는 솔을 입안에 넣는 것부터도 일이었다. 여기저기 묻히고서야 겨우 입안에 들어갔다. 어디에서 본 건 있어서 제법 닦는 시늉은 했다. 치아를 닦는다기보다는 허공에서 허우적거리기 바빴다. 그럼에도 아이 표정은 해냈노라는 뿌듯함과 즐거움이 가득했다. 그 정도면 된다. 스스로 이를 닦으며 '즐거움'을 느꼈다면 일단 성공이다.

아이들의 칫솔질 시도는 앞으로 평생 스스로 관리하는 습관을 들이는 첫걸음이다. 무조건 못하게 할 것이 아니라 엄마의 보살핌이 있는 안전지대에서 시도해 볼 수 있도록 지켜봐 주는 것이 우리의 역할이다. 속에서 열불이 날지라도 말이다. 잠시 그 불을 끄고 아이의 즐거운 놀이로 보아주었으면 좋겠다. 아이는 지금 칫솔과 친해지는 중이다. 자신의 이를 닦으며 마음도 한 뼘 더 자라는 중이다.

엄마도 닦아 줘!

칫솔을 처음 손에 쥔 아이들은 그저 엄마의 칫솔질을 흉내 내는 정도만 가능하다. 엄마의 마무리가 꼭 필요한 이유다. 아이 스스로 '칫솔질 놀이'를 뿌듯하게 마쳤다면 이젠 엄마가 꼼꼼히 이를 닦아 주어야 하는 시간이다. 간혹 치카 놀이에 심취해 '진짜 치카'는 하지 않으려 할 때도 있다. 이럴 때 자주 쓰는 방법이 있는데 잠시 엄마의 치카를 맡기는 거다. 아이에게 "이제 엄마 이도 닦아 줘."라고 하며 서로의 이를 닦아 주는 시간을 가진다. 마주 보고 서로의 이를 닦는 시간은 생각보다 우습고 즐겁다. 아이가 엄마의 이를 닦느라 심취해 있는 사이 아이의 입안을 샅샅이 닦는다. 주어진 시간은 길지 않기에 짧은 시간 집중하여 닦아야 한다. 자칫 시간이 오래 걸리면 아이가 칫솔로 엄마의 코까지 닦을지도 모른다.

전용 거울

이를 닦는 욕실에는 아이 눈높이에 거울을 놓아주는 것이 좋다. 아이들은 거울 보는 걸 좋아한다. 대개 욕실의 거울은 성인의 눈높이에 맞춰져 있다. 아이는 거울이 보고 싶어 발디딤대 위에서 까치발로 쫑쫑거리지만 볼 수가 없어 매번 아쉽다. 거울을 보며 이를 닦는 것은 더 잘 닦을 수 있도록 돕는 방법이기도 하지만, 그저 자기도 엄마처럼 거울을 보며 이를 닦는다는 행위 자체에 뿌듯함과 즐거움을 느낄 수도 있다.

둥글게 둥글게

처음 이를 닦는 아이는 그저 칫솔을 허공에 휘두를 뿐이다. 네다섯 살 정도가 되면 솔이 치아 면에 닿아 실제로 닦아 낼 수 있도록 알려 주어도 좋다. 아이의 수준에서 어렵지 않은 방식으로 접근해야 한다. 어렵다고 느끼면 기껏 친해진 칫솔질과 다시 멀어질지도 모른다.

'둥글게 둥글게'에 맞는 칫솔질 방법으로 폰즈법이 있다. 폰즈법은 '원'을 그린다고 하여 '묘원법'이라고도 불린다. 이 방법으로 칫솔질을 한다 해도 습관이 들지 않은 아이는 능숙하게 닦지 못할 수 있다. 엄마의 손을 믿고 편히 시도해 보는 것만으로도 충분하다.

 폰즈법(묘원법, fonds method)

① 치아를 지그시 물고 칫솔모를 치아에 직각으로 댑니다.
② 칫솔로 치아에 원을 그리듯 빙글빙글 돌리며 옆 치아로 조금씩 이동하며 닦아요.
③ 치아 안쪽 면은 입을 벌리고 칫솔로 치아 면에 작은 원을 그리며 같은 방법으로 닦습니다.

시간 정해 주기

스스로 이를 닦는 방식도, 이를 닦는 시간도 정해 줄 수 있다. 2~3분짜리 작은 모래시계를 두어도 좋고, 아이가 좋아하는 2~3분 남짓의 동요를 틀어 주는 것도 좋다. 칫솔질의 BGM을 들으며 음악이 끝날 때까지 이를 닦는 습관은 대체 이 칫솔질을 언제까지 해야 할지 모르는 꼬마들에게 좋은 가이드가 되어 준다.

칭찬 스티커로 루틴 만들기

습관을 만드는 데는 꾸준함만 한 것이 없다. 정해진 시간에 정해진 행동을 꾸준히 반복하다 보면 어느 순간 특별한 고민이나 생각을 하지 않고도 저절로 행동하고 있는 나의 모습을 볼 수 있다. 칫솔질 역시 마찬가지다. 아이의 꾸준함을 돕는 데에는 칭찬 스티커가 큰 도움이 된다. 도안은 시중에서 구매하거나 인터넷상에서 프린트해서 사용할 수도 있다. 아이에게 동기 부여만 된다면 디자인도 형태도 전혀 중요하지 않다.

우리집은 귀여운 악어 그림의 칭찬 스티커 도안을 만들어 활용한다. 악어의 까만 이빨을 하얀 이빨로 바꾸어 주는 나름의 스토리가 있는 칭찬 스티커다. 어느 순간부터는 그 악어의 이를 하얗게 해 주기 위해서 제 이를 닦는 듯한 느낌이 들기도 했지만 그만큼 성의껏 잘 따라와 주었다.

앞서 말했다시피 칭찬 스티커 도안이야 어느 것을 활용하든 전혀 상관이 없다. 아이의 흥미를 오래도록 끌어 줄 수 있는 것이라면 무어라도 좋다. 하지만 활용하는 방법은 한 번쯤 생각해 볼 만하다. 칭찬 스티커의 성공 기준은 집집마다, 아이마다 다르다. 사실 가장 이상적인 칫솔질 목표는 입안에 음식물이 남아 있지 않도록 하는 것인데, 음식을 섭취할 때마다 이를 닦는 다는 것은 수시로 간식을 먹는 이 시기에 절대로 쉽지 않은 일 이다. 그렇다면 흔히 이야기하듯 아침, 점심, 저녁 식사 후와 잠 자기 전 하루 총 4번의 칫솔질과 치실질이 이상적인 대안이 될 수도 있다.

이런 구강 관리의 횟수와 방법에 대해서는 엄마가 일방적으로 정하는 것이 아니라 아이와 함께 이야기하고 정해야 한다. 습 관을 만들어 갈 주체는 '아이'이기 때문이다. 칭찬 스티커를 가 운데 두고 아이와 목표와 활용 방법에 대해 약속하는 시간을 갖는다. 무엇(What)을 할 것인지, 어떻게(How) 하면 좋을지, 그걸 왜(Why) 해야 하는지까지 이야기하면 충분하다. 이 중 가 장 중요한 건 'Why'다. 왜 이를 닦아야 하는지에 대한 이해가 확실하다면 그 이후의 방법쯤은 저절로 따라온다.

처음부터 불가능한 최선의 목표를 세우면 초반부터 의지가 꺾 일지도 모른다. 달성 가능한 작은 목표 설정으로 성공하는 습 관을 쌓아가도록 하자. 우리집의 목표를 예로 들자면 자기 전 칫솔질과 치실질, 그리고 자일리톨 섭취다. 도안 한쪽 모서리 에 목표를 적어 두고 옆에 아이의 서명(거의 낙서이지만)이나 도 장까지 받는다. 이러한 약속의 과정들은 재미도 있지만, 아이에게 더 큰 책임감을 부여한다.

공용 욕실에서 침실로 가는 길 중간에 칭찬 스티커 도안을 붙였다. 그 옆에 자일리톨 사탕도 두었다. 자기 전 이를 닦고 나와 자일리톨을 입에 넣고 스티커를 붙이고 침실에 들어가는 동선이었다. 신기하게도 루틴이 되고 나니 엄마가 챙기지 않아도 자연스레 스스로 자일리톨을 입에 넣고 스티커를 붙이기 시작했다. 어느새 엄마 아빠의 몫까지 야무지게 챙겨서 입에 넣어주는 아이가 되었다.

습관은 단발로 만들어지지 않는다. 오랜 시간 공을 들인 만큼 그 결과는 분명히 나타난다.

칭찬 스티커를 처음 사용할 때는 달성하기 쉬운 목표를 정하는 것이 성공 확률도 높습니다. 예를 들어, 다음처럼 말이죠.
* 간식 섭취 후 바로 이 닦기
* 잠자기 전 이 닦기
* 하루 한 번 치실하기
실패한 날보단 성공한 날들에 집중하는 것이 좋습니다.
엄마의 꾸준함이 선행되어야 아이의 습관이 따라옵니다. 내가 먼저 '바른 사람'이 되는 것, 중요하지만 가장 어려운 일인 것 같기도 합니다.

처음 유치 발치

앞니가 빠진 채
맑게 웃는 아이는 세상 예쁩니다

4살 즈음 꼬맹이와 '치아 요정' 그림책을 보게 되었다. 이가 빠진 아이가 빠진 이를 베게 밑에 두고 자면, 자는 동안 치아 요정이 나타나 선물을 놓아두고 가는 이야기이다. 생소하지만 신비로운 이야기에 꼬맹이의 눈은 또 반짝이기 시작했다. 그 그림책을 본 뒤로 자기 이는 언제 빠지냐며 이 빠질 날만 기다리던 꼬맹이였다.

첫 이가 빠지는 일은 엄마에게도 아이에게도 기념할 만한 일이다. 6살밖에 안 된, 마냥 '아기' 같기만 하던 아이에게 '어른 이'가 나온다니…. 이제 정말 '어린이'라고 불러 주어야 할 것 같다. 아이들 입장에서는 마냥 겁이 날 거로 생각하지만, 설레고

기다려지는 일이기도 하다. 친구들이 하나둘, 이를 빼고 오면 자기는 왜 이를 안 빼느냐며 심통을 부릴 정도다. 이가 왜 흔들리는지, 빠지고 나면 어떻게 되는지, 어떻게 빼는 건지도 미리 이야기를 나누며 함께 마음의 준비를 하자. 곧 '형아'가 될 거라는 설레는 말과 함께.

치아 요정

치과 방문도 칫솔질에도 그림책을 활용했던 것처럼 첫 이를 빼는 일에도 그림책은 최선의 매체다. 가장 흔한 건 '치아 요정'에 관한 이야기다. 빠진 이를 베개 아래 두고 자면 밤새 치아 요정이 찾아와서 선물로 바꾸어 주고 간다는 이야기에 아이들의 눈은 기대감으로 반짝인다. 이가 빠지는, 어찌 보면 두려울 수도 있는 일을 처음부터 신비롭고 설레는 느낌으로 마주할 수 있으니 이보다 더 좋은 방법이 있을까. 다만 치아와 맞바꾸는 요정의 선물은 처음부터 너무 무리하지 않는 선이 좋다. 빠져야 할 치아는 자그마치 20개나 된다는 걸 잊지 말자.

이 빼는 시기

이가 조금씩 흔들리기 시작하면 엄마들은 조급해진다. 이 정도면 치과에 가서 빼야 하나? 더 기다려야 하나? 괜히 오래 두었다가 덧니가 나지는 않을까? 아이의 이가 예쁘고 바르게 나오기를 바라는 엄마들은 걱정이 한둘이 아니다. 이를 빼는 가장 좋은 시기는 '이가 많이 흔들릴 때'다. 잇몸 아래에서 올라오고 있는 영구치가 유치의 뿌리를 서서히 녹이면서 이가 흔들린다. 그러니 유치가 충분히 흔들리길 기다렸다가 빼는 것이 아이도 덜 아프고, 피도 덜 나는 방법이다.

다만 간혹 유치가 전혀 흔들리지 않는데 다른 방향으로 영구치가 먼저 올라올 때가 있다. 특히나 아래 앞니가 그렇다. 아래 앞니는 영구치 씨앗이 안쪽으로 자리하고 있어서 유치의 혀 쪽 방향에서 올라올 수 있다. 그럴 때는 유치의 뿌리를 충분히 녹이지 못하기 때문에 기다려 봐야 유치가 흔들리지 않는다. 이땐 치과에서 마취 주사를 맞고 이를 빼는 방법뿐이다. 공간만 충분하다면 처음 잘못 나온 치아도 제자리를 찾아 들어가니 걱정할 필요는 없다.

집에서 뺄까? 치과에서 뺄까?

아빠가 흔들리는 앞니를 실로 묶어 이마를 탁! 쳐서 빼주시던 게 기억이 난다. 한 번에 말끔히 빠지면 다행이지만, 첫 시도가 실패했을 때의 두려움은 상상을 초월했다. 두 번째는 대개 성공이었지만 그 실로 묶는 동안의 무서움이 지금도 기억이 난다. 사실 충분히 흔들리는 앞니는 뿌리가 거의 남아 있지 않아 집에서 빼도 문제가 되지 않는다. 다만 아이가 그 과정을 두려워한다면 그건 문제다. 첫 이를 뺄 때는 치과에서 경험하도록 하길 권하고 싶다. 그래야 나중에 발치가 어려운 유치를 빼야 할 때도 거부감 없이 치과에 방문하기가 수월하다. 덜 흔들리는 유치나 뿌리가 여러 개인 어금니는, 자칫 뿌리 일부가 남을 수 있어 치과에 가야 하기 때문이다.

유치 발치 과정에서의 주의사항

치과에서 이를 뽑을 때는 유치 주변에 젤리 같은 마취연고를 바르기도 한다. 이 연고는 잇몸 부위만 얼얼해지도록 도와주는 약재로 이를 뺄 때 통증을 조금 줄여 준다. 향도 나쁘지 않아 덜 아프게 도와주는 젤리라고 하면 아이들도 거부감 없이 바른다. 기구로 살짝 잡아 이를 빼고는 작은 거즈를 물려 준다. 이를 빼고 나면 많건 적건 피가 나기 때문이다. 거즈를 이 뺀 부위에 넣고 20~30분 정도 꽉 물어 지혈시킨다. 피나 침을 뱉어 내거나 빨대를 사용해서 입안의 압력을 높이는 행동은 지혈에 전혀 도움이 되지 않으니 피해야 한다.

공감과 응원

아이들은 스스로의 용감한 행동에 더할 나위 없이 자랑스러워한다. 이를 빼는 일은 아이들에게 낯설고 두려울 수 있는 일이다. 그런 일을 울지도 않고 해냈을 때 아이는 엄청난 뿌듯함을 느낀다. 자존감이 한 계단 점프하는 순간이다.

무섭다며 앙앙 울던 아이도 1초 만에 이를 빼고는 "벌써 뺐어요?"라며 뿌듯한 표정으로 돌아간다. 유치원에서는 나름 자기들끼리 무용담을 늘어놓기도 한다. "나 한 번에 이 두 개나 뺐어.", "엄청 큰 이였는데 하나도 안 아팠어.", "나는 울지도 않았어." 등 그들 사이에서는 아빠들의 군대 이야기나 엄마들의 출산 이야기, 그 이상이다. 아이에 대한 공감과 칭찬의 말은 굳이 아낄 이유가 없다. 이 엄청난 일에 대한 아이의 감상에 충분히 공감해 주고 응원과 칭찬, 격려를 아끼지 말아야 한다.

그림책과 함께하기

혼자는 힘들어요
그림책의 도움을 받으세요

꼬맹이의 칫솔질에 도움이 되었던 그림책들을 소개하려고 한다. 이미 시중에 칫솔질이나 치과 관련 그림책들이 많이 있다. 엄마의 시선에서 교훈과 가르침이 있는 '좋은 그림책'보다는 아이가 마냥 '좋아하는 그림책'을 고르는 것이 좋다. 아이가 좋아하는 그림, 내용, 혹은 재미있는 장난감 부록이 딸린 것도 괜찮다. 무엇보다 그림책이 함께 이야기 나눌 수 있는 좋은 매체가 되어 준다면 더 바랄 게 없다.

칫솔과 친해지기

「호비랑 나랑」(아이챌린지)

제일 처음 칫솔과 양치질에 대해 알게 해 준 그림책과 장난감이다. 귀여운 아기호랑이 덕분에 거부감 없이 칫솔질을 접할수 있었다. 교구로 함께 온 장난감 칫솔과 양치질 인형은 한참이 지나고도 가지고 놀았을 정도다. 덕분에 자연스레 칫솔과 친해질 수 있었다.

이 닦는 즐거움, 이를 닦아야 하는 이유

「치카치카 군단과 충치 왕국」(상상박스, 2011)

이 책을 보고 난 뒤로 치카 시간은 입안의 충치균을 무찌르는시간이 되었다. 아이들은 '적'으로 규정한 무언가를 무찌르고행복한 세상을 지키는 일을 정말 뿌듯해 한다. 흥미로운 스토리뿐만 아니라 치아의 역할이나 세균이 입안을 망가뜨리는 과정도 알기 쉽게 표현되어 있다. 그림도 어찌나 익살맞고 기발한지 세세하게 살펴보는 재미도 있어 주변에 가장 많이 추천하는 그림책이다.

입 냄새와 칫솔질

「홍문이의 입 냄새」(키즈엠, 2016)

대부분의 치카 그림책이 '충치균'을 소재로 만들어졌다면, 이 책은 조금 다른 방향으로 접근하는 책이다. 이를 닦지 않고 잠이 든 홍문이의 고약한 입 냄새 때문에 벌어지는 일들을 우스꽝스럽게 표현하고 있다. 또한 옛 시대 배경으로 양치질의 어원인 '양지질'에 대해서도 알 수 있는 즐거운 책이다. 이 책을 보고 나면 한참 '고약한 입 냄새' 놀이를 하곤 했다.

치과 이야기

「치과의사 드소토 선생님」(다산기획, 2020)

꽤 오랜 기간 사랑받고 있는 책이다. '지식 그림책'이라기보다는 그저 '이야기 그림책'에 가깝다. 그래서 더 좋다. 치과라는 낯선 곳이 어떤 곳인지 아이와 함께 슬쩍 들여다볼 수 있는 책이다. 웃음 가스 장면도 그림으로 표현되어 있어 치과 치료를 앞둔 아이와 미리 보며 이야기를 나누기에도 좋다. 초등학교 교과서에도 실릴 정도의 탄탄한 구성으로, 어린 친구들부터 연령이 조금 있는 형님들도 생각하며 즐겁게 읽을 수 있는 그림책이다.

유치 발치의 설렘

「tooth fairy」(ChildsPlay, 2003)

치아 요정에 대한 그림책은 꽤 많다. 흔들려 빠진 치아를 베개 아래에 두고 자면 치아 요정이 선물로 바꾸어 준다는 내용이다. 치아가 흔들리는 것을 무서워하거나 낯설어 하지 않고, 신비롭고 설레어 하며 기다릴 수 있도록 도와준다. 꼬맹이도 일찍 이 책을 접하고 눈이 반짝였다. 치아가 흔들리기만을 기다렸을 정도로 아이들에게 호응이 좋은 책이다.

이 외에도 흥미롭고 가치 있는 '치카' 그림책이 정말 많습니다.
내 아이의 눈높이에 맞는 그림책으로 즐겁게 이야기 나누어 보세요.

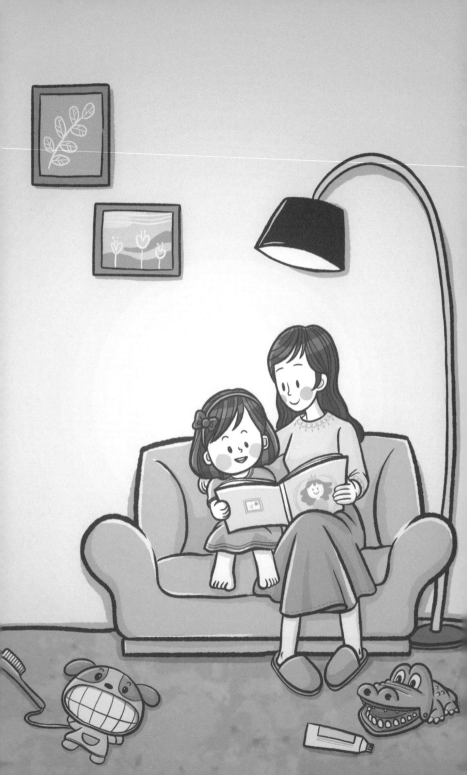

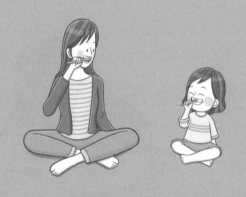

Chapter 6

지피지기면 백전백승

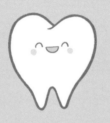

지피지기면 백전백승

 옛 말은 틀린 것이 없다

건강검진을 마친 신랑의 결과지를 받았다. 이런저런 수치들과 더불어 첨부된 조언은 작년, 재작년과 크게 다르지 않았다. 주 3회 이상 땀이 나는 운동을 하고, 기름진 음식을 삼가고, 술을 줄이고, 담배를 끊고, 스트레스도 피하라는 내용이었다. 사회 생활을 하는 현대인에게 정말 가능할까 싶은 이 조언들은 글자 의 조합으로만 느껴질 뿐 그리 인상적으로 와닿지 않는다.

고혈압, 당뇨, 암과 심혈관계 질환 같은 흔한 만성병들을 예방 하기 위한 노력은 대개 모호하다. 워낙에 복합적인 요인으로 발생하는지라 또렷한 방법을 제시할 수 없기 때문이다. 어떨 때는 그저 '착하게 살면 복을 받는다.' 같은 말처럼 현실감 없이 느껴지기까지 한다. '지피지기면 백전백승' 적을 알고 나를 알면 백 번 싸워도 백 번 이긴다는데, 도무지 '적'을 알기 어려우니 이기기도 쉽지 않다. 하지만 대표적인 만성병인 '충치'는 조금 다르다. '적'이 확실한 만큼 한 번쯤 싸워 볼 만하다.

어떠한 전쟁이든 내 몸을 지키는 방법은 크게 두 가지로 나뉜다. 첫 번째는 적에게 피해를 입히는 것, 두 번째는 나 자신을 강하게 단련하는 것. 여기서 충치가 생기는 데에 관여하는 대표적인 '적'은 충치균을 뜻한다. 충치균이 없다면 충치는 생기지 않기 때문이다. 다만 모든 충치균을 입안에서 물리칠 수는 없으므로 그저 적의 수를 줄이거나 힘을 빼는 전술뿐이다. 또한 같은 충치균의 공격을 받더라도 내 치아가 단련되어 있으면 손상이 덜할 게 분명하다. 역시 적을 알고 나를 아는 일, 옛말은 틀린 게 없다.

충치균의 서식지와 먹이를 제거하는 칫솔질과 충치균의 활동성을 줄이는 자일리톨로 적에게 피해를 입힐 수 있다. 충치균의 공격에도 손상을 덜 받도록 불소를 이용해 치아를 단단히 단련시킬 수도 있고, 가장 취약한 부분을 미리 코팅해 방어하는 치아 홈 메우기라는 방법도 있다.

한 번 생기면 사라지지도 줄어들지도 않는 충치이기에 애초에 생기지 않도록 노력하는 것이 최선의 전술이다. '지피지기'이니 우리는 이 길고 긴 전쟁에서 이길 수 있다.

제1방법 : 칫솔질

 '적'의 서식지와 먹이를 제거하는 방법

매일매일 하루에도 몇 번씩 이를 닦지만 어린 시절 '이 닦는 방법'에 대해 제대로 배운 기억이 없다. 그저 '밥을 먹었으면, 자고 일어났으면' 이를 닦아야 하는 게 당연한 일이었을 뿐 어디를 어떻게 닦아야 잘 닦는 것인지 모른 채 입안에 거품만 내고 문지를 뿐이었다. 그러다 처음 이 닦는 방법을 제대로 배운 것이 스무 살, 대학교 1학년 때였다.

처음 배운 칫솔질 방법인 '회전법'은 가히 충격적이었다. 칫솔을 회전시켜 가며 닦아야 한다는 것도 쉽게 이해되지 않았지만, 실제 손의 움직임 자체가 어색하고 불편해서 한 번 닦고 나면 손목이 얼얼할 지경이었다. 치아의 결대로 윗니는 위에서 아래로, 아랫니는 아래에서 위로 닦아야 하는 것은 너무나 명확히 알겠는데, 머리 따로 몸 따로 내 손이 내 손 같지 않았다. 회전법을 제대로 익히기까지 한참이 걸렸던 기억이 난다.

한때 우리나라에서는 '올바른 칫솔질'이라고 하면 무조건 '회전법'만을 고집하던 때가 있었다. 나 역시 누군가에게 칫솔질을 가르쳐야 하면 대상자의 상황과 상관없이 회전법부터 교육하던 사람이었다. 그렇게 배웠고, 배운 대로 적용했다. 몇 차례 교육으로 쉽게 익히는 사람이 있는가 하면 아무리 해도 손에 힘이 들어가지 않아 도무지 닦이지 않는 사람도 있었다. 특히나 어르신들에게는 오랜 역사를 흔들 만큼 쉽지 않은 일이었다.

누구에게나 옳은 '완벽한' 칫솔질 방법이란 존재하지 않는다. 사람마다 치열이 다르고, 식습관이 다르고, 손기술이 다르기 때문이다. 최근 관련 연구에서 오랫동안 신뢰했던 회전법이 여러 칫솔질 방법 중 그리 효과적이지 않다는 결과가 나와 뒤통수를 세게 맞았다. 그 때문에 요즘에는 '회전법' 한 가지만을 고집하여 가르치지 않는다. 잘 익히면 좋은 방법인 것은 맞지만, 어려운 방법이라는 것 또한 인정하기 시작한 거다. 일률적인 방법만을 가르치는 것도, 일률적인 방법만 사용하는 것도 조금씩 바뀌고 있는 중이다.

어떠한 방식으로든 치아에 손상을 입히지 않으면서 플라크와 음식물 찌꺼기를 효과적으로 제거할 수 있다면 그것이 가장 '올바른 칫솔질'이다. 위아래로 칫솔을 회전하는 회전법(rolling method)뿐만 아니라 수평 동작인 스크러빙법(scrubbing method)과 바스법(Bass method), 원을 그리는 동작인 폰즈법(묘원법, fones method) 등 여러 가지 방법들이 대안이 되고 있다. 어떠한 방법이든 한 가지만 고집할 필요는 없다. 언젠가 더 수월하고 효율적인 칫솔질 방법이 등장할지도 모른다.

이만 잘 닦아도 세균들의 서식지인 치면세균막(플라크)이나 먹이인 음식물 찌꺼기의 많은 부분이 제거된다. 충치도 잇몸병도 예방할 수 있는 가장 탁월한 방법인 게 당연하다. 하지만 칫솔만으로는 닦이지 않는 부위가 있으니 바로 치아와 치아 사이다. 치아가 맞닿아 있는 좁은 틈새는 음식이 끼이고도 닦이지 않아 항상 아쉽다. 특히나 치아 사이가 애매하게 벌어져 있는 아이들은 치아 옆면부터 충치가 시작되어 신경치료까지 받게 되는 경우가 다반사다.

치아 사이를 닦는 가장 효과적인 방법은 치실질이다. 칫솔질과 더불어 충치균의 서식지와 먹이를 제거하는 데에 큰 도움이 된다. 어른들에게도 필요하지만, 치아가 벌어져 있는 아이들에게는 '별이 다섯 개' 필수 중의 필수 아이템이다. 치실질이 먼저인지 칫솔질이 먼저인지는 그리 중요하지 않다. 가장 중요한 건 치실을 쓰느냐 마느냐다. 둘 다 매일 꾸준히 한다면 그보다 좋을 게 없다.

치실질, 어렵지 않아요.
다음과 같이 따라하다 보면 금세 익힐 수 있습니다.

① 치실을 치아 사이에 톱질하듯 살살 넣습니다. 치아 사이가 많이 벌어져 있으면 그냥 숭덩 들어가기도 하지만, 촘촘한 경우 한 번에 센 힘으로 넣으려 하면 잇몸을 다칠 수 있으니 조심하세요.
② 치아 사이에 들어간 치실이 한쪽 치아 면에 닿도록 밀착시켜 잇몸 쪽부터 치아의 위쪽으로 쓸어 올려 줍니다.
③ 같은 치아 사이에 다시 넣고 맞닿은 옆의 치아 면에 마찬가지로 실을 밀착시켜 닦아 올립니다.
④ 치실질을 마친 후 칫솔로 한 번 더 닦아내거나 깨끗한 물로 입을 헹궈 주세요.

마지막 칫솔질 시간에는 반드시, 치실

아이들의 치실은 손잡이가 달린 Y자형이나 P자형 유아용 치실이 좋습니다. 치아 사이가 촘촘한 아이들은 얇은 치실을, 그렇지 않으면 보통의 치실을 사용하면 좋아요. 400~450D의 얇은 굵기부터 시작하여 숫자가 커질수록 점점 두꺼워집니다.

칫솔질할 때마다 치실을 사용하는 것이 가장 이상적이지만, 어렵다면 적어도 하루에 한 번, 잠자기 전 마지막 칫솔질 시간에는 반드시 사용하는 습관을 들이는 것이 좋습니다.

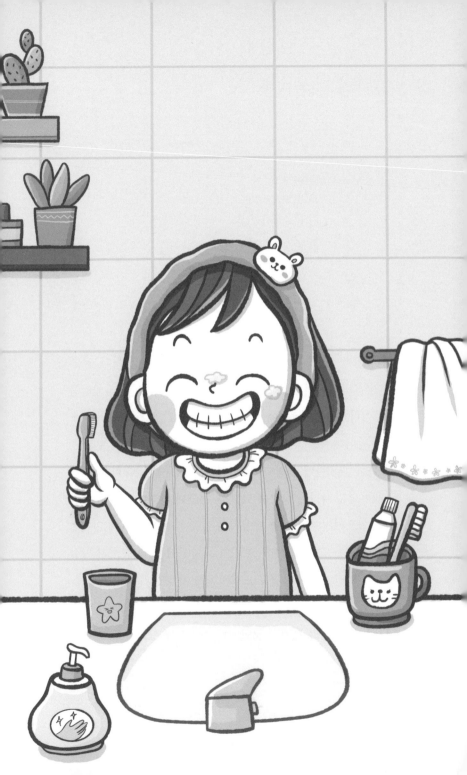

제2방법 : 자일리톨

 '적'의 활동성을 줄이는 방법

───────────────────────────────────────

'휘바 휘바'는 '좋아요, 잘했어요.'라는 뜻의 핀란드어다. 우리
가 지구 반대편의 말을 이리도 익숙히 알고 있는 건 자일리톨
덕분이다. 이제는 모두에게 너무나 익숙해진 초록 모자와 초록
옷의 할아버지는 '휘바 휘바~'를 외치며 춤을 췄었다. '핀란드
의 어린이들은 매일 밤 자기 전에 자일리톨을 먹습니다.'라는
내레이션은 뇌리에 강하게 남았다. 믿거나 말거나 그 이후로는
껌을 씹으려면 이왕이면 자일리톨 껌을, 사탕을 먹을래도 자일
리톨 사탕을 고르곤 했다. 충치가 예방된다는 게 믿기지 않을
정도로 달달하고 청량감도 느껴지는 것이 나쁘지 않았다.

자세히 알아보려 하지도 않았지만 진지하게 그 광고를 신뢰하

지도 않았다. 그저 맞으면 좋고 아니면 말고 하는 식이었달까. 이는 안 닦고 자일리톨만 씹던 사람이 결국 충치로 엉망이 되었다는 이야기가 있었을 정도로 자일리톨을 맹신하는 건 어리석은 일로 여겨지기도 했다. 그때의 나 역시 그저 과대광고 중 하나라고 여겼는지도 모르겠다.

코로나19의 여파로 아이들의 점심 시간 칫솔질 습관이 흐릿해지고 있다. 같은 수도를 사용하여 단체로 이를 닦다가는 자칫 비말에 의한 집단 감염이 발생할 수 있어 초등학교는 물론이고 유치원, 어린이집에서도 칫솔질이 금지되었기 때문이다. 기관 재량에 따르기도 하고 각 가정의 의견도 존중하지만, 대부분 방침에 따르는 것이 일반적이다.

워낙 충치가 잘 생겨 일찍부터 치과 치료로 고생했다던 지인의 딸아이는 특별히 학교 선생님께 사정을 말씀드려 따로 이를 닦는다고 했다. 이제 막 유치원에 들어간 이웃집 아이도 점심 시간에 이를 닦지 못해 큰일이라며 걱정이 가득했다. 집에 오자마자 엄마가 이부터 닦이며 전담 마크를 하고 있는 중이란다. 치카마저 신경 쓰고 눈치를 봐야 하는 시대라니 안타깝기 그지없다. 칫솔질을 맘 편히 할 수 없는 상황이라 그의 대체재로써 '자일리톨'이 활용되고 있다. 실로 '자일리톨'의 재발견이다.

자일리톨의 역사는 사실 오래되었다. 2차 세계대전 중 설탕을 구하기가 어려워지자, 북유럽에 흔한 자작나무에서 추출한 자일리톨을 그 대체로 사용하면서부터였다. 나중에 충치 예방에 효과적이라는 것이 알려지고 나서 더 유명해지기 시작했다. 단맛이 나긴 하지만 당뇨병 환자들에게 사용될 정도로 설탕과는 전혀 다른 물질이다.

이 자일리톨이 충치균의 활동성을 줄이는 역할을 한다. 원래 당분을 먹고 '산'을 배출시키는 충치균이 '당' 대신 입안의 '자일리톨'을 먹고 그냥 토해 낸다. 단맛이 나지만 '설탕'과는 달라 소화를 시키지 못하는 탓이다. '산'을 배출시키지 못한 채로 계속 자일리톨을 먹고 토하기를 반복하다가 힘이 빠져 지치고 만다. 결국, 자일리톨은 설탕인 '척' 충치균을 속여 적의 힘을 빼는 치명적인 물질이었던 거다. 적의 적은 나의 아군이라 했던가. 결국 자일리톨은 우리의 아군인 셈이다.

실제로 핀란드에 다녀온 구강 교육의 '대모' 황윤숙 교수님은 점심 시간에 칫솔질을 하지 않고 자일리톨 껌을 씹는 핀란드 아이들을 보고 적잖이 놀랐다고 하셨다. 점심엔 아이들이 '뿌르까(Purkka)'라고 부르는 자일리톨 껌으로 칫솔질을 대체하고 저녁 칫솔질에 조금 더 힘을 싣는다. 그럼에도 핀란드가 세계적인 건치 국가라는 건 이미 유명한 사실이다.

2018년 식품의약품안전처에서 자일리톨의 '충치 발생 위험 감소' 효과에 대해 명확히 재인증했다. 하지만 헷갈리지 말아야 할 것은 우리에게 익숙한 자일리톨 껌은 '건강기능식품'이 아닌 '일반식품'이라는 거다. '자일리톨=자일리톨 껌'이라는 공식이 뇌리에 박혀 있는 우리로서는 헷갈리기 아주 좋은 부분이다. 시중에 판매되고 있는 자일리톨 제품을 고를 때 가장 중요한 것은 구성 성분이다. 누군가 충치를 예방하고자 자일리톨을 열심히 챙겨 먹었는데 알고 보니 설탕이 더 많이 들었더라는 이야기는 거짓이 아니다. 자일리톨 이외의 설탕이나 산이 포함된 제품이라면 '충치 발생 위험 감소' 효과가 떨어지는 것은 당연하다. 오히려 '충치 발생'에 더 도움을 주는 꼴이 될지도 모른다.

자일리톨은 이를 닦은 후 입안이 깨끗한 상태에서 먹을 때 가장 효과적이다. 칫솔질을 마음 편히 할 수 없는 상황에 대안이 되는 것은 사실이지만, 평상시에 자일리톨을 먹는다고 칫솔질에 소홀해지는 실수를 범해서는 안 되겠다. 식약처에서 명시했듯 자일리톨은 그저 충치 발생 위험 감소에 '도움'을 주는 것뿐이다.

자일리톨 제품의 요건(2018 식품의약품 안전처 고시)

구분	기인정내용	재평가 결과 세부 내용
기능성 내용	충치발생위험감소, 충치발생위험감소에 도움을 줌 플라크 감소, 산 생성 억제, 충치균 성장을 저해시켜 충치발생위험을 감소시킬 수 있음	(변경) 충치발생위험감소에 도움을 줌
일일 섭취량	자일리톨로서 10~25 g/일	(변경) 자일리톨로서 5~10 g/일
섭취 시 주의사항	(1) 당류와 전분류의 함량이 높은 간식을 자주 섭취하면 충치발생위험이 높아짐 (2) 자일리톨을 일시에 40 g 이상의 과량을 섭취할 경우에는 복부팽만감 등의 불쾌감을 느낄 수 있음	(변경) 이상사례 발생시 섭취를 중단하고 전문가와 상담할 것
기타 사항	(1) 입속에 충분히 머무를 수 있는 방법으로 섭취 (2) 자일리톨은 제품에 사용된 감미료의 중량 대비 50% 이상 함유되어 있어야 함 (3) 자일리톨과 함께 사용되는 당류 및 전분류는 구강 내 세균에 의해 발효되지 않고 섭취 후 구강 내에서 산 발생이 되지 않아야 함 (4) 제품 내에는 치아를 부식시킬 수 있는 구연산 등의 산이 함유되어 있지 않아야 함	(변경) "<제품 제조 시 고려할 사항>" 문구 추가 이하 (1)~(4) 유지

 반려견과 자일리톨

자일리톨은 강아지에게는 독이 되는 물질입니다. 적은 양으로도 저혈당이나 간 손상의 위험이 있어요. 반려견과 함께하는 집이라면 자일리톨의 보관에 신경 써 주세요.

제3방법 : 불소

 스스로 단련시켜
'적'의 공격에도 손상을 덜 받는 방법

우리나라 사람들은 몸이 약해지거나 기력이 떨어진다 싶으면 좋은 음식이나 영양제부터 찾는다. 나도 그렇다. 감기 기운이라도 있나 싶으면 다른 때보다 비타민도 몸에 좋다는 음식도 더 챙기기 시작한다.

"비타민, 오메가3처럼 치아에 좋은 영양제는 없나요? 영양제라도 먹여야겠어요."

간혹 이에는 어떤 약이 좋냐고 묻는 분들이 있다. 잇몸에 좋다며 연신 TV에 나오는 유명한 약들처럼 충치에도 효과적인 '약'이 있냐는 질문이다. 치아의 영양제라 하면 가장 먼저 생각나는 것이 불소다. 불소치약을 쓰고, 불소도포를 주기적으로 하는 것이 최선이라고 말씀드리곤 한다.

초등학생 시절 교실 앞에 일렬로 줄을 서 차례대로 입안에 물약을 받아 입을 헹구었었다. 기다란 주둥이가 달린 플라스틱 통에 담긴 투명한 약이었다. 교실 뒤편의 커다란 벽시계의 초침이 천천히 한 바퀴 도는 동안 입에 머금고 있다가 뱉어 내고 돌아왔다. 이가 깨끗해야 더 도움이 된다는 말에 어린 마음에도 그날은 아침 칫솔질에 더 신경을 썼던 기억이다. 자세히 알지는 못했지만, 충치가 생기지 않도록 도와주는 물이라고 했다. 그게 바로 불소 용액이었다.

불소가 충치 예방에 도움이 되는 것은 너무나 명백한 이론이다. 입안의 여러 무기질을 치아에 다시 흡수(재광화)시켜 치아 표면을 단단하게 만든다. 치아가 단단하면 같은 충치균의 공격에도 무른 치아에 비해 손상을 덜 받는 것이 당연하다. 이건 막부식되기 시작한 초기 충치에도 도움이 된다. 대체할 수 없는 충치 예방 물질이 아닐 수 없다.

어느 치과에서는 불소가 충치 예방에 효과적이니 일찍부터 불소치약을 쓰라고 하고, 어느 곳에서는 기다렸다가 불소 함량이 적은 치약부터 쓰라고 한다. 일부 매체에서는 불소의 부작용에 대해 다루며 아이에게 썼다간 당장에라도 큰일이 날 것처럼 호들갑을 떨기도 했다. 이처럼 불소에 관한 이야기는 유독 의견이 분분하여 혼란스럽다. 엄마는 아이의 건강과 관련한 일에 자칫 한쪽으로 치우친 의견을 맹신해서는 안 된다. 개인의 의견보다는 '공식적인 사실'을 근거로 현명한 선택을 해야 할 때다.

우리나라에서 생산되는 불소치약은 크게 네 가지 종류로 나눌 수 있다. 불소가 첨가되지 않은 치약, 적은 용량의 불소가 첨가된 치약(500ppm 전후), 일반적으로 성인들이 사용하는 치약(1,000ppm 전후), 그리고 최고 용량의 불소치약(1,500ppm 미만). 몇 년 전까지만 하더라도 우리나라 불소치약의 허용 한도는 1,000ppm이었다. 이후 제한 용량이 조정되면서 1,000ppm 이상의 치약도 판매되기 시작했다. 대부분의 선진국에서 불소 함유 한도를 높게 맞추고 있고, 여러 전문가 또한 1,000~1,500ppm 정도의 불소가 함유되어 있어야 효과적이라고 이야기하기 때문이다.

WHO와 세계치과의사연맹(FDI)에서는 불소치약의 충치 예방 효과를 공식적으로 인정하고 적극적으로 사용하길 권고하고 있다. 특히나 미국치과의사협회(ADA)에서는 만 2세 미만의 아이들도 유치가 나기 시작할 때부터 불소치약을 사용하라고 권고한다. 유럽소아치과학회(EAPD) 또한 마찬가지로 아이들에게도 1,000ppm의 불소치약을 권장한다. 여러 선진국에서도 500ppm의 불소 함량으로는 충치 예방 효과가 미미하다고 입을 모은다. 세계적인 공식 단체에서 입을 모아 지지하는 건 충분한 근거가 바탕이 되어 있기 때문이리라.

물론 불소를 사용하는 데에도 고려해야 할 것들이 있다. 물도 소금도 적절히 사용하면 약이 되지만 과한 경우 '독'이 되듯 불소도 마찬가지다. 대표적인 불소의 유해 작용으로는 불소중독과 반점치(반상치)가 있다. 급성 불소중독은 한 번에 많은 양의 불소를 삼켰을 때 발생하는데, 대략 돌 즈음 된 아기가 치약을 한두 튜브 한 번에 쭈욱 짜 먹었을 때 벌어질 수 있는 상황이다. 쉽게 발생할 수 있는 일은 아니지만, 치약 보관에 신경 써야 하는 충분한 이유가 된다.

반점치는 영구치가 날 때부터 희끗희끗하게 혹은 갈색으로 반점이 생긴 채 올라오는 것을 말한다. 잇몸뼈 안쪽에서 영구치가 한창 만들어지는 시기에 불소를 지속해서 섭취하면 생길 수 있어 적정량을 지키는 것이 가장 중요하다. 적정 사용량이란 생각보다 훨씬 적은 양이다. 1,000ppm의 불소치약일 때 만 3

세 미만은 쌀알만큼, 그 이상이면 완두콩 한 알만큼의 적은 양으로 하루 두 번씩 사용하면 된다. 치약 광고에서처럼 칫솔 한 가득 치약을 짜는 건 치약회사들만 원하는 일이다.

치과위생사로서도 엄마로서도 불소에 대한 거부감은 전혀 없다. 불소의 효과에 대해 신뢰하고 인정한다. 하지만 이가 나오자마자 불소치약을 쓰며 아이 치아를 관리하진 않았다. 치아보다는 아이를 위하는 엄마로서 새로운 무언가를 아이에게 시도하기 전에는 항상 조심스럽기 때문이다. 치약에는 불소 외에도 다른 화학 성분들이 많이 들어 있다. 적은 양이라도 어쩔 수 없이 삼켜지는 것은 방법이 없지만, 굳이 일부러 그러고 싶지는 않았다. 아이가 부르부르 퉤! 하며 뱉어 낼 수 있었던 두 돌쯤, 딸기 향이 나는 불소치약부터 아주 조금씩 사용하기 시작했다.

아이들 치약은 유독 불소 함량이 적다. 지금은 일부러 수소문하여 불소 함량이 1,000ppm인 달달한 치약을 사용한다. 치과위생사 엄마를 두어 '불소'의 힘을 아는 꼬맹이는 불소치약을 쓰는 스스로를 몹시 멋지다고 생각한다.

불소가 치아를 단단하게 해 충치균에 저항할 수 있도록 도와주는 유일무이한 물질인 건 분명한 사실이다. 제대로 알고 현명하게 사용하는 엄마의 지혜가 필요할 때다.

 치아의 영양제, 불소

적절히 활용한다면, '불소'만큼 좋은 치아의 영양제는 없습니다.

1,000ppm의 불소치약일 때 3세 미만의 아이에겐 쌀 한 톨, 그 이상일 땐 콩한 알만큼 하루 두 번씩 사용하세요.

유독 불소 이야기엔 조금 더 진지해지는 치과위생사입니다. "참~ 좋은데, 정말 좋은데~." 말입니다.

제4방법 : 치아 홈 메우기(sealant)

 약점을 지켜
'적'의 공격을 차단하는 방법

간식으로 튀긴 옥수수 과자를 한참 먹고 난 뒤였다. 이를 닦이
려는데 어금니 위에 한가득 과자 찌꺼기가 끼어 있었다. 슬쩍
솔로 문질러서는 떨어지지도 않을 정도로 단단히 이에 들러붙
은 모양이었다. 오 마이갓. 웬만한 사탕이나 젤리는 저리 가라
였다.

어금니 씹는 면에는 음식물이 잘 들러붙어 있곤 한다. 생김새
자체가 매끈하지 않은 탓이다. 혀로 어금니를 훑어보면 울퉁불
퉁 뾰족뾰족 굴곡이 있다. 위아래 굴곡 사이에 음식물이 들어
가 작게 잘리고 짓이겨지게 되어 있기 때문이다. 움푹 꺼진 부
분에는 유독 좁고 깊은 '홈'이 있는데, 거기서부터 충치가 시작

되는 경우가 아주 흔하다. 음식물이 끼인 채로 오래 남아 있기 좋은 모양새라 어쩔 수 없다. '치아 홈 메우기'는 그 좁은 홈을 미리 코팅해 주는 예방 처치다.

치과에서 받을 수 있는 진료 중 스케일링이 잇몸병 예방의 대표 주자라면, 치아 홈 메우기는 충치 예방의 대표 주자다. 얼마 전부터 이 두 가지 모두 건강보험이 적용되기 시작했다. 질병이 시작된 이후의 '치료'가 아닌 '예방'에 포커스를 맞춘 정책이라는 점에서 아주 의미가 있다. 건강보험이 적용된 치아 홈 메우기는 저렴한 데다가 아프지도 않다. 그저 하마 입을 벌린 채로 치아에 약만 바르고 굳히면 끝이다. 이 간단한 처치만으로도 어금니 씹는 면 충치의 70%를 예방할 수 있다니 하지 않을 이유가 없다. 물론 '예방'을 위한 일이니, 충치가 생기고 가면 늦는다. 일찍 일어나는 새가 먹이를 먹듯 제때 치과에 가야 예방도 할 수 있다.

치아 홈 메우기를 건강보험으로 저렴하게 받을 수 있는 치아는 만 6세, 만 12세에 나오는 영구치 큰어금니 8개(제1 대구치, 제2 대구치)다. 치아가 올라오는 시기를 잘 살펴보았다가 씹는 면이 충분히 나오면 미루지 말고 코팅하는 것이 좋다.

간혹 치아 홈 메우기에 부정적인 전문가들을 만날 수 있다. 예방을 위해서 코팅을 했는데 중간에 일부분이 탈락하면 그 틈새로 오히려 음식물이 끼일 수 있다는 이유에서다. 실제로 그런 경우들이 있어서 일리가 없는 말은 아니다. 하지만 떨어질 것이 걱정되어 미리 처치하지 않는 것이 옳은 일인지는 모르겠다. '구더기 무서워서 장 못 담근다.'는 표현이 생각나는 대목이다.

치아 홈 메우기는 충치에 가장 취약한 시기, 달달한 간식은 맛있고, 칫솔질은 귀찮고, 갓 나온 치아들은 아직 약하디약한 어린 날의 충치 예방에 도움을 주는 것만으로도 제 할 일을 다 하는 거라고 생각한다. 언제까지고 사탕이나 젤리가 최고로 맛있진 않다. 그보다 더 맛있는 음식들이 많아지고, 이도 더 단단해지는 날이 온다. 스스로 칫솔질도 잘할 것이 분명한 그날이 온다면 그때는 조금 깨지고 떨어진들 뭐 어떨까 싶다.

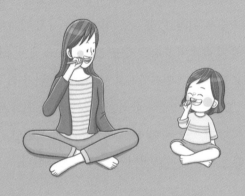

Chapter 7

본격 구강 관리

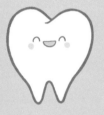

아직 이가 없어요

 출생~생후 6개월

평생을 살며 유일하게 분홍색 단단한 이의 틀을 눈으로 보고 만질 수 있는 시기. 그 무치악(치아가 없는 악궁)인 시기가 마냥 귀엽고 신기했다. 이 시기에는 특별히 '관리'랄 것도 없다. 아기는 아직 엄마의 몸과 떨어진 세상이 낯설고, 먹고 자고 싸는 것마저 배워야 한다. 엄마와 아이가 서로 적응하는 시간. 엄마는 아이의 원초적이고 본능적인 부분에 온 마음을 다하게 된다. 이 시기, 구강 관리는 잠시 미뤄 두어도 크게 문제 되지 않는다.

구강 관리

수시로 모유와 분유를 먹는 이 시기에는 입안 구석구석 하얀 우유 찌꺼기가 남는다. 주로 볼이나 입술 안, 혀 쪽으로 하얗게 남는데 물을 마셔 입을 헹궈 낼 수도 없다 보니 입 안쪽이나 혀에서 진하게 우유 냄새가 풍기기도 한다. 이때는 뭘 해도 예쁘고 아기 냄새만 맡아도 행복감이 충만할 때라 우유 냄새도 그저 귀엽기만 하다. 하루 한 번 혹은 이틀에 한 번씩 아이와 놀이하듯 가볍게 입안을 닦아 주는 것도 좋다. 이때 주의할 것은 첫째도 청결, 둘째도 청결이다.

열혈 예비 엄마였던 나는 아이를 낳기 전부터 참 많은 교육을 들었다. 목욕 교육에서 목욕물을 가제 수건에 적셔 아기의 입안을 슥슥 닦는 장면을 보았다. 바로 앞에서 이루어진 시연을 보며, 청결을 위해 한다지만 상황상 전혀 청결해 보이지 않아 영 찜찜했던 기억이다. 깨끗한 가제 수건은 아이 입안을 닦기에 적합하지만, '입안용'으로 용도를 나누어 따로 관리하는 것이 좋겠구나 싶었다. 선물로 받았던 구강 티슈 역시 '안심'이라는 문구가 포장 전면에 대문짝만하게 박혀 있었지만, 아이의 입안에 넣기에는 그다지 '안심'되지 않았다. 당시 아이에게 닿고 먹이는 모든 것들은 나의 검수를 철저히 받지 않으면 통과될 수 없었다. 결국은 축축한 채로 한 장씩 고이 포장되어 있던 작은 구강 티슈는 아이의 입에 자주 들어가던 손과 발을 닦을 때 요긴하게 사용되었다.

이때 집에 보관되어 있던 거즈가 눈에 띄었다. 한 장씩 작게 접혀 있는 거즈는 치과에서 항상 사용했었기에 아주 익숙했다. 매번 입안에 사용했던 거즈인지라 입을 닦기에도 전혀 거부감이 없었다. 한 장씩 손가락에 감아 미지근하게 식힌 깨끗한 분유물을 묻혀 가끔 입안을 닦는 데 사용했다. 입술, 볼과 잇몸 사이 틈의 우유 찌꺼기만 가볍게 닦아 내면 충분하다. 그마저도 하지 않아도 상관은 없다. 갓난아이와도 항상 말을 주고받던 나는 매번 "입 닦자~!"라는 말을 잊지 않았다. 입안에 무언가가 '닦기' 위해 들어온다는 것을 아이도 의식적으로 느끼도록 말이다.

아구창

'아구창'이라는 질병이 있다. 이름부터 괜히 거부감이 든다. 아구창은 입안의 칸디다증을 말하는데, 혀나 입천장, 볼 안쪽 점막 여러 부위에 치즈처럼 하얀 백태가 끼는 증상이다. 일종의 곰팡이 감염증(진균증)이라고 생각하면 이해하기 쉽다.

모유를 직수하는 아이보다 젖병을 이용하는 아이에게 더 잘 생긴다. 젖병 관리가 중요한 이유다. 하지만 모유 수유 중이라도 수유패드를 수시로 갈아 주며 엄마의 가슴 청결에 신경을 써야 한다. 이 시기 아구창이 염려되어 아예 입을 닦지 말라는 이야기도 있는데 일부는 맞는 말이기도 하다. 청결하지 않은 무언가를 사용해 입안을 닦는 것은 안 닦느니만 못하기 때문이다.

이 시기 혀에 하얀 백태가 끼이는 건 지극히 정상이다. 수시로 먹고 자는 것이 인생 최대의 숙제인 시기라 꾸준히 섭취하는 우유 찌꺼기들이 혀에 남는 건 어쩔 수 없다. 다만 혀 이외의 다른 부위에 눈에 띄는 백태가 보인다면 굳이 문질러 닦아 내지 말고 일단 전문가의 진단을 받는 것이 좋다.

모유 수유

최근 방영된 산후조리원 배경의 한 드라마에서 엄마의 모유량에 따라 일등칸부터 꼬리 칸으로 계급을 정하는 방식으로 산모들의 모유에 대한 절절한 애착을 풍자했다. 나 역시 출산 후 뭐에 홀린 듯 모유 수유에 집착했다. 조리원의 분위기와 아이에 대한 급박한 모성애의 컬래버였달까. 아이의 면역력은 물론이고 건강에도 좋고 지능에도 도움이 되며 산모의 회복에도 좋은, 약장수가 파는 만병통치약처럼 좋은 점들만 나열되는 애증의 모유 수유는 한때 엄마의 최대 관심사가 되곤 한다. 그런데 이 애증의 모유 수유가 아이의 구강 건강에도 도움이 된다니…. 무엇 하나 허투루 있는 과정은 없다는 걸 새삼 느낀다.

엄마의 젖을 빠는 일은 젖병을 빨 때보다 훨씬 많은 힘을 필요로 한다. 어찌나 힘든 일인지 머리에 땀이 송골송골 맺힌 채로 먹다 지쳐 잠이 드는 일도 부지기수였다. 이렇게 힘 있게 빨아들이는 행위는 아이의 턱 성장과 혀, 입술 등 주변의 근육 발달에도 도움이 된다. 볼이 빵빵해지고 혀가 입천장에 붙으면서 이의 틀도 넓어진다. 치아가 나올 공간이 충분해지면서 예쁜 치열에도 도움 되는 일이다. 한참 '모유 수유가 부정교합을 예방한다.'는 기사들이 쏟아지기도 했다. 혀 운동이나 삼키기 훈련에도 좋아 호흡이나 이유식 적응도 수월해진다.

많은 이점에도 불구하고 모유 수유는 누구나 쉬이 할 수 있는 일은 아니다. 좋은 점만 나열되는 이면에는 엄마들의 고통이 있다. 출산보다 젖몸살이 더 힘들었다는 친구들이 있고, 낮은 철분 수치로 고생하면서도 엄마의 '하얀 피'라 불리는 모유의 공급을 끊지 못하던 나도 있었다. 아이들에게 장난감을 사주며 좋은 육아를 하고 있다고 착각하듯, 모유 수유를 하는 행위만으로 '좋은 엄마'가 되고 있다는 안도감을 받았던 것인지도 모르겠다. 각자의 상황대로 최선을 다하면 된다. 일등칸이어도 꼬리 칸이어도 아이의 건강을 염려하고 사랑하는 마음은 다르지 않다.

앞니가 나와요

 생후 6개월~12개월

아기가 말간 침을 시도 때도 없이 줄줄 흘리기 시작한다. 아무 거나 손에 잡히는 대로 앙앙 물고, 괜히 징징거리며 골을 낸다. 이유 없이 자다 깨서 울어 재끼는 날을 하루 이틀 보내며 지쳐 갈 즈음 우연히 본 입안의 하얀 점이 점점 진해지기 시작한다. 신기한 마음에 관찰하기 시작하면 어느 순간 웃을 때마다 밥풀 두 개가 반짝인다.

일반적으로 생후 6~8개월 즈음 되면 아래쪽 앞니부터 유치가 올라온다. 아래쪽 앞니 두 개만 빼꼼 올라온 이 시기가 얼마나 귀여운지 모른다. 모든 치아는 대칭적으로 나고 빠지기 때문에 처음에 올라올 때도 아랫니 두 개가 거의 동시에 얼굴을 비친다. 이 두 개의 치아는 가장 먼저 앞장서서 올라온 만큼 나중에도 가장 먼저 빠지게 된다.

첫 이가 나오는 시기는 이유식을 시작하는 시기와도 비슷하다. 먹고 자는 게 전부였던 아이의 세상에 커다란 변화들이 시작된다. 이가 나오면서 본격적인 구강 관리도 시작이다.

구강 관리

이제부터는 이를 닦아야 한다. 이가 올라오긴 했으나 아직 잇몸만 있는 부분이 더 많아 기존에 사용하던 거즈(혹은 가제 수건)와 함께 새로운 아기용 칫솔을 병행한다. 아직은 앞니 몇 개만 올라오는 시기라 손가락에 끼우거나 손잡이가 있는 실리콘 칫솔을 사용한다. 사실 그마저도 잘 닦이지 않아 거즈와 가제 수건이 더 요긴하다. 칫솔에 물을 묻혀 앞에 나 있는 치아들만 쓱쓱 쓸어 주면 되는 방식으로 입 안쪽 구석구석 힘 있게 닦지 않아도 되기에 전혀 어렵지 않다.

나 역시 이 시기 즐거운 마음으로 손가락 실리콘 칫솔을 준비했다. 업체는 꽤 있지만, 종류나 디자인은 거의 같았기에 선택은 전혀 어렵지 않았다. 무언가 아이와 처음 해 보는 일에 설레었던 데 반해 사실 생각만큼 만족스럽진 않았다. 솔이라기에는 너무나 단단하고 뭉뚝한 실리콘 칫솔은 그리 효과적으로 닦이지 않았기 때문이다. 아이는 이를 닦자며 다가오는 엄마의 우스운(아이에게는) 행동에 칫솔을 끼운 손가락을 양손으로 잡으며 앙앙 물기만 할 뿐이었다.

플라크가 제거되고 충치가 예방될 거라는 믿음은 별로 없었지만 '그냥' 계속했다. 신생아 때와 마찬가지로 치아를 닦는다는 행위 자체에 익숙해지도록 하는 '의식' 같은 거였다. 나중에 사용하게 될 칫솔과는 모양도 크기도 다르지만 익숙해지면 진짜 칫솔과 친해지는 데 도움이 되리라 생각하며 놀이처럼 사용했다. 아이는 역시나 씹고 뜯고 맛보고 즐기며 조금씩 친해지고 있었다.

의도적으로 실리콘 칫솔을 쓰기는 했지만, 기존에 사용하던 거즈가 닦는 역할에는 더 충실했다. 손가락에 감아 치아도 닦고, 물에 적셔 잇몸을 닦기에는 거즈만 한 게 없었다. 앞니 몇 개만 나온 데다가 묽은 이유식만 먹는 이때는 음식물이나 플라크가 많이 쌓이지는 않는다. 맑은 침도 많이 나와 구강 건강 측면에서는 아주 유리하다.

치아 하나 없이 잇몸만 닦던 시절과 마찬가지로 입안을 닦을 때마다 "이 닦자~!"라는 말을 잊지 않았다. 뭉뚝한 칫솔로 쓸어 주는 그다지 의미 없어 보이는 행동에도 굳이 치카치카 푸카푸카 노래를 불렀다. 항상 그렇듯 아이들은 안 듣는 것 같지만 다 듣고, 안 보는 것 같아도 다 보고 익힌다. 지금 하는 이 행동이 앞으로 평생 하게 될 일이라는 것을 무의식적으로 받아들이게 된다.

잇몸 마사지

엄마는 이가 올라오던 감각이 기억나지 않기에, 이앓이의 불편함을 가늠하긴 어려운 일이다. 괜히 골을 내고 자다 깨서 울기도 할 정도이니 말 못하는 아이가 얼마나 답답할까. 이가 나올 때의 간지러움이나 불편감을 줄이기 위해 치발기를 물게 해 준다거나 손가락에 감은 거즈에 찬물을 묻혀 잇몸을 꾹꾹 마사지해 주는 것도 좋다. 잇몸 마사지는 당장의 간지러움을 줄여 줄 뿐만 아니라 이가 올라올 잇몸의 혈액 순환에도 도움이 된다.

밤중 수유 중단

신생아를 키우는 엄마들은 항시 잠이 부족하다. 두세 시간 텀으로 우유를 찾는 아기들을 밤낮으로 먹이는 일은 생각보다 더 지치는 일이다. 아이에게는 두세 시간 간격이지만, 준비하고 먹이고 재우고 나서야 잠이 드는 엄마는 한 시간씩 쪽잠을 자야 할지도 모른다. 게다가 혼자 깨어 있는 새벽 시간, 잠시라도 딴짓에 눈을 돌리면 피곤한데도 잠은 또 저 멀리 도망가버리기 일쑤였다.

이제 그 밤중 수유를 중단할 때가 됐다. 글자 몇 자로 쉽게 쓰기가 미안할 정도로 쉽지만은 않은 일이다. 생후 8개월이 지나도록 밤중 수유가 계속되면 아이도 당연한 일상으로 여기기 시작해 더욱 끊기가 어려워진다. 그걸 알면서도 먹을 걸 달라며 일어난 아이에게 아무것도 주지 않고 재우는 일은 생각보다 더 힘든 일이다. 한참을 안고 서성여야 할 수도 있고, 오랜 시간 작은 가슴을 도닥여야 할 수도 있다. 혹자는 무조건 울리며 너나나나 둘 중 하나가 포기하길 기다리기도 한다.

갓 나온 유치는 아직 덜 단단하다. 수유 후 우유 찌꺼기가 잔뜩 남아 있는 입안에서 긴긴밤을 보내는 일은 덜 단단한 유치에게 곤욕일 수밖에 없다. 밤중 수유는 유치 건강에 치명적일 뿐만 아니라 질 좋은 잠에도, 아이의 성장에도 방해가 된다.

'으엥~' 인기척을 내며 깨는 아이에게 바로 엄마 젖을 물리면 순식간에 고요해지며 잠에 빠져든다. 엄마만 가지고 있는 비장의 무기가 아니던가. 그걸 알면서도 대의를 위해 주지 않고 버텨야 하는 시간은 고통스러울 수밖에 없었다. 바람직한 수면 습관을 위해 일찍부터 눕혀서 토닥여 재우곤 했지만 몇 번 젖을 물고 잠이 들더니 그게 그리 좋았나 보다. 어느 순간부터 젖을 물지 않으면 잠이 코앞에 왔음에도 사투를 벌였다. 나 역시 평화로운 시간의 거부할 수 없는 유혹에 비장의 무기를 반복해서 쓸 수밖에 없었고, 결국은 '젖물잠' 습관이 굳어지고야 말았다. 악습관을 되돌리는 일은 생각보다 쉽지 않았다. 아이도 그랬지만, 쉬운 길을 끊지 못하는 엄마가 더 문제였다.

결국 '단유'라는 칼을 꺼내 들었다. 모유 수유의 첫 목표는 달성했고, 줄 수 있으면서 버티는 마음이 생각보다 어려웠기 때문이었다. 생후 8개월쯤 단유에 성공했고 한밤중에는 젖병도 찾지 않게 되었다. 아이는 다시 엄마의 자장가와 토닥임 몇 번에 잠이 드는 아이로 돌아왔다. 아이의 잠 습관이 나쁘지 않고 평화롭게 밤중 수유만 중단할 수 있었다면 모유 수유의 장점을 조금 더 즐겼을지도 모르겠다. 다른 장점들은 다 차치하더라도 아이와의 끈끈한 교감 후 평온하고 배부른 표정을 마주하는 일은 엄마로서 다시 없을 기쁨이고 행복이었다.

우유병 우식증

나도 아직 어렸던 시절, 훨씬 더 어렸던 친척 아이가 있었다. 이가 난 지 얼마 되지 않은 아기였는데도 앞니가 전부 까맣게 썩어 있었던 기억이 난다. 너무 어려 치료조차 할 수 없는 상태였고, 상하기 시작한 이는 손대기도 어려운 지경이었다. 한참이 지나고 나서야 그것이 '우유병 우식증'이라는 것을 알았다. 전공 서적에도 나올 정도로 일반적인 질병이었다. 책에 첨부된 사진들은 내가 어린 시절 보았던 그 아이의 상태와 흡사했다.

우유병 우식증은 이름처럼 우유병을 수시로 물고 있거나 문 채로 잠드는 습관이 있는 아기들에게 생기는 충치다. 한두 개 치아만 상하는 것이 아니라 전체 치아, 특히 앞니에 광범위하게 나타난다. 너무 이른 시기부터 시작되는 데다가 빠르게 번져 적절한 치료도 쉽지 않다.

밤중 수유를 끊는 것과 마찬가지로 우유병을 물린 채 재우는 일은 반드시 피해야 한다. 간혹 돌이 지나고도 젖병에 음료를 담아 먹이기도 하는데 이것 또한 아이의 치아 건강을 해치는 일이다.

외상 주의

이 시기 아이들은 자유를 갈망한다. 세상에 궁금한 게 천지고, 만지고 싶은 것은 수없이 깔려 있다. 기어 다니다 뭐든 잡고 일어서기 시작하면서 이리 쿵 저리 쿵 잠시도 눈을 뗄 수 없다. 신생아 시절, 마냥 누워 먹고 자고 울던 아기를 돌보며 빨리 크기를 바라던 엄마들도 이 시기가 되면 신생아 시절을 그리워한다. 하고 싶은 것도 많고 궁금한 것도 많지만, 아직 몸이 따라주지 않는 아기들은 두 팔로 강하게 짚더라도 몸과 머리의 무게를 감당하기는 역부족이다. 머리가 큰 비중을 차지하는 아기들은 넘어지면 얼굴 안면을 찧는 경우가 대부분이라, 코나 윗입술, 앞니를 다쳐서 치과에 오는 경우가 허다하다.

윗입술이 다치면 피가 나고 심하게 부을 수 있다. 입술 안쪽의 상순 소대가 찢어지는 경우도 흔하다. 위쪽 앞니가 올라온 상태에서는 앞니 자체가 다치거나 잇몸이 다치기도 쉽다. 아직 몸을 제대로 가누지 못할 시기라 아이의 생활 환경을 점검하고 눈을 떼지 않는 것이 최선이다.

어금니와 송곳니가 올라와요

 생후 13개월~20개월

돌이 한참 지나고 이유 없는 미열이 며칠째 지속됐다. 느지막이 시작된 돌 발진일까 걱정했지만, 다행히 단순히 지나갔고 지나가고 난 자리에는 하얀 어금니가 뽀옥 올라오고 있었다. 앞니가 나올 때 특별한 이앓이가 없었던 탓에 '이앓이'라는 생각까지는 하지 못하고 '돌 발진'만 걱정했던 초보 엄마였다. 앞니에 비해 커다랗고 넓적한 어금니가 단단한 잇몸을 뚫고 나오는 일이 얼마나 고생스러웠을까. 순하던 아이가 이유 없이 떼를 쓰거나 보챌 때는 '이앓이'일 수 있다는 걸 잊고 있었다. 이유를 알고 겪었다면 마음이 조금 덜 힘들었을 텐데 말이다.

한참 잘 먹던 아이가 식음을 전폐하고 좋아하던 쌀과자를 집어던지기도 한다. 이앓이와 미열의 연관성에 대해 여러 견해가 있지만, 실제로 이맘때 이앓이의 증상 중 하나로 미열이 오르는 일은 주변에서 쉽게 볼 수 있다. 흔히 먹는 해열제에는 진통 효과도 있어 미열이 오르고 당장 불편한 아이에게 도움이 된다. 앞니가 올라올 때와 마찬가지로 차가운 거즈로 마사지해 주어도 좋고, 치발기를 적당히 차게 해서 쥐여 주면 어금니 부위로 앙앙 씹기도 한다.

구강 관리

이 시기 칫솔질은 온전히 엄마의 몫이다. 어른들의 대표적인 칫솔질 방법인 회전법도 권장하지만, 유치는 치아가 짧아 회전법을 제대로 쓰기란 쉽지 않다.

아직 치약을 사용하지 않는 초반에는 아이를 눕혀서 이를 닦는 게 좋다. 누운 상태에서 입을 벌리면 입안이 더 잘 보여 닦기도 쉽다. 누워 닦을 때는 엄마가 바닥이나 소파에 앉고, 아이가 엄마의 다리를 베고 누우면 된다. 엄마가 오른손잡이일 때 왼손가락으로 입술이나 볼을 젖히고 닦는 것이 좋다. 입술의 끝만 쭉 불편하게 당기는 것이 아니라 깨끗한 손가락으로 볼 안쪽을 들어 올린다는 느낌으로 해야 한다. 자칫 입술만 당기면 아플 수 있다. 아직 깊숙한 어금니까지는 나오지 않아 칫솔이 깊이 들어가지 않아도 된다. 이때, 앞니나 아랫니를 먼저 닦는다. 위쪽 어금니부터 닦기 시작하다 입천장을 건들기라도 하면 낯선 감각에 구역질이 날 수도 있기 때문이다. 칫솔의 감각에 천천히 적응할 수 있도록 덜 예민한 부분부터 닦아야 아이도 엄마도 편안하다.

칫솔을 잡을 때는 내 이를 닦을 때처럼 손바닥으로 세게 잡는 것보다는 연필 잡듯이 살살 잡는 것이 좋다. 실제로 보호자용 마무리 칫솔로 연필처럼 손잡이가 기다란 칫솔도 있다. 연필 잡듯 잡은 칫솔로 치아의 여러 면을 빠뜨리지 않고 눈으로 확인하면서 빠르게 문질러야 한다. 이때, 나름의 순서를 정해 두는 것이 좋다. 아이는 생각보다 이 닦을 시간을 길게 주지 않는다. 엄마는 점점 짧은 시간, 최대 효율을 내는 '이 닦기 선수'가 된다.

이제 진짜 칫솔

이제 '진짜 칫솔'을 사용하기 시작한다. 이전에 사용하던 뭉뚝한 실리콘 칫솔이 아닌, 작지만 엄마 아빠의 칫솔과 똑같이 생긴 나일론 모가 달린 일반 칫솔이다.

아이들 칫솔은 장난감처럼 인형이 달린 것도 있고 바나나처럼 생긴 것도 있다. 가지각색의 요란한 칫솔들이 나중에는 의미가 없지만, '첫 칫솔'을 사용하는 이 시기에는 칫솔과 친해지기 위한 좋은 방법이 될 수 있다. 지금은 이를 잘 닦는 것도 중요하지만, 칫솔과 친해지는 게 우선이다. 칫솔과의 첫 만남이 좋은 기억으로 남도록 아이의 시선에서 칫솔을 선택해야 한다. 다만 솔이 달린 머리 부분은 작고 둥글어야 함을 잊지 말자. 응용하더라도 기본은 지켜야 하는 법이다.

불소치약

칫솔의 선택은 어렵지 않다. 그렇다면 이제는 치약 사용에 대해 고민할 차례. 미국치과의사협회를 비롯한 해외의 여러 단체에서는 아이들의 유치가 올라올 때부터 불소치약 사용을 권고한다. 이 시기 치약을 사용하기 시작한다면 스스로 뱉어 낼 수는 없으니 엄마가 닦아 주어야 한다. 칫솔질 후 젖은 거즈나 가제 수건을 이용해서 혀나 볼 안쪽까지 야무지게 훑어 내면 된다.

대한소아치과학회에서는 양치액을 뱉어 낼 수 있을 때부터 불소치약을 사용하길 권고하고 있다. 이는 불소에 대한 걱정보다는 치약에 포함되어 있는 다른 첨가물에 대한 염려 때문이다. 정확히 '준비~ 시작!'할 수 있도록 월령을 정할 수 있다면 가장 좋겠지만, 아이에 관한 대부분이 그렇듯 이것 역시 '애 by 애'다. 아이의 성장 속도도 다르고 입 주변 근육의 발달 시기 역시 차이가 크게 난다. 또한 얼마나 연습하고 시도해 보았느냐에 따라서도 다르다.

참고로 우리집 꼬맹이는 약 20개월 전후로 불소치약을 사용했다. 그 이전부터 간간이 연습하곤 했지만 입을 헹궈 낸다기보다는 그저 입안에 물을 모아 주르르 흘려보내는 정도였지 조금도 치아가 씻길 것 같지는 않았다. 두돌 즈음 원 생활을 시작하면서 본격적으로 사용했다. 달달한 딸기 향이 나던 아기 치약은 확실히 아이의 칫솔질 시간을 더 즐겁게 해 주었다.

불소가 없는 치약과 함량이 적은 아이들의 치약은 충치 예방 효과가 미미합니다. 우리나라에서도 다른 여러 선진국에서도 1,000ppm 안팎의 불소치약을 권고하는 이유가 여기에 있답니다.

마지막 유치가 올라와요

 생후 21개월~33개월

유치열이 완성되는 시기는 만 3세 정도다. 드디어 유치의 마지막 치아가 올라오기 시작한다. 가장 안쪽에 나오는 어금니는 유치 중에 제일 크다. 이때 나와 초등학교 고학년이 될 때까지 오랜 기간 입안에 남아 있는 치아라 관리에 애정을 들여야 한다. 첫 영구치인 6세 구치와 나란히 붙어 서게 되는 치아이기도 하다. 이 치아가 망가지면 옆에 붙어 나올 영구치에도 영향이 상당하다.

구강 관리

집에서 할 수 있는 최선은 역시 칫솔질과 치실질이다. 이 시기 불소치약은 쌀알만큼 소량 하루 두 번씩 사용한다. 아이들의 치약은 거품이 덜 나서 일부러 많은 양을 짜기도 하는데, 거품의 양과 칫솔질의 효과는 비례하지 않는다. 솔이 얼마나 치아에 잘 닿아 효율적으로 닦이느냐가 중요하다.

이 시기 역시 구강 관리의 주체는 엄마다. 입안의 가장 안쪽에 나온 유치 어금니는 입을 크게 벌리지 않으면 잘 보이지 않는다. 아래도 그렇지만, 윗니는 아이가 고개를 한껏 들어야만 볼 수 있어 더욱 그렇다. 이때 굳이 성인의 이를 닦듯이 칫솔 면을 모두 치아에 댄 채로 정석대로 닦으려 애쓰지 않아도 된다. 칫솔을 조금 세워서 칫솔 끝의 일부만 사용해도 좋다. 칫솔을 연필 잡듯이 잡아 세워 칫솔모 끝이 어금니의 씹는 면과 안팎에 잘 닿도록 힘 있게 문지르는 방법이다. 한 치아씩 칫솔을 둥글리며 닦아도 잘 닦인다. 여섯 살쯤 올라오는 저 안쪽의 6세 구치를 닦을 때도 좋은 방법이다.

이제 본격적인 치실질이 시작된다. 어금니가 모두 올라오면 어금니 사이에 음식물이 끼이기 시작한다. 흔하게 신경치료를 하고 은니를 씌우게 되는 치아가 이 유치 어금니들이다. 치아 사이부터 이가 썩는 일이 잦기 때문이다. 치아 사이를 닦을 수 있는 유일한 도구는 '치실'뿐이다.

칫솔질 시간마다 치실을 사용하면 가장 이상적이겠지만 종일 아이를 따라다니며 챙기기는 쉽지 않다. 반복적으로 치실을 사용하는 시간을 정하는 것이 좋다. 우리집은 잠자기 전 마지막 칫솔질 시간엔 반드시 치실을 사용한다. 매일 자기 전에 하는 치실질은 아이의 구강 관리에도, 좋은 습관을 들이기에도 더없이 좋다.

구강 검진

치과 놀이라는 이름으로 집에서도 가끔 구강 검진을 할 수 있다. 이를 다 닦고 덜 닦인 곳이 있는지 확인하며 가볍게 치아의 상태를 본다. 준비물은 거즈(혹은 가제 수건), 치경(치과용 거울), 휴대 전화 조명만 있으면 충분하다.

치아 사이 충치를 집에서 육안으로 확인하기는 쉽지 않지만, 어금니 씹는 면에 생긴 충치는 쉽게 볼 수 있다. 자세히 보고 싶을 때는 거즈나 깨끗한 가제 수건으로 치아 면을 톡톡 두드려 침을 닦아 내고 봐도 도움이 된다. 어금니 씹는 면의 울통불통한 사이로 거뭇한 선이 보이기 시작하면 영락없이 충치다. 칫솔질 후에 잘 닦이지 않은 곳이 있는지 한 번씩 확인할 때도 좋다. 의외로 위쪽 어금니 볼 쪽 면이 잘 안 닦인다. 이 부분은 입을 크게 벌리면 오히려 더 안 보이고 닦을 수도 없다. 이를 닦을 때도, 확인할 때도 입을 작게 벌린 채로 볼을 젖히고 시도해야 한다.

놀이가 아닌 정식 영유아 구강 검진을 받아야 하는 시기도 다가온다. 매년 받게 되는 영유아 건강검진보다 소홀히 하게 되는 경우가 많아 대략적인 시기는 기억하고 있는 것이 좋다. 만 2, 3, 4, 5세 전후로 받을 수 있다. '이삼사오' 생일 전후에 잊지 말고 치과에 방문하자. 정확한 시기가 되면 우편이나 문자 등 여러 방법으로 안내 메시지를 받게 된다. 하루에도 몇십 통씩 오는 의미 없는 메시지들에 묻히지 않도록 신경 써서 챙길 필요가 있다.

이상하게 병원에만 가면 그간 궁금했던 것들이 싹 잊히곤 한다. 의사 선생님만 보면 고개만 끄덕거리다가 나오기 일쑤다. 집에 오고 나서야 '아, 맞다!' 하며 궁금했던 것들이 생각난다. 미리 메모해 두었다가 제때 묻는 것도 좋은 방법이다. 영유아 구강 검진은 우리가 내는 건강보험료로 받을 수 있는 정당한 혜택이니 당당히 검진 받고 질문하고 필요한 부분은 매너 있게 요구해도 좋다.

간식 조절

생후 24개월 전후로 기관 생활을 시작하는 아이들이 많아진다. 이전까지 젤리나 사탕 등 군것질거리를 접하지 못했던 친구들도 이 시기부터는 새로운 단맛에 눈을 뜨기 시작한다. 기관에서 아이의 행동을 조절하고 격려하는 데 간식만큼 쉬운 보상이 없기 때문이다. 이때부터 꼬맹이도 쫀득한 젤리를 수시로 집에 가져오곤 했다. 당분이 많이 포함된 간식들을 본격적으로 섭취하기 시작하지만 매시간 이를 닦을 수는 없다. 집에서만이라도 간식을 섭취하는 시간은 따로 정하거나 종류를 제한하는 엄마의 적극적인 개입이 필요하다.

아무 때나 사탕, 초콜릿 등을 먹는 것이 아니라 꼭 먹어야 한다면 식후에 바로 먹는 것도 좋다. 식사 후 간식까지 맛있게 먹은 다음 만족스럽게 이를 닦는 것이다. 지인은 일부러 양치질 직전에 초콜릿을 준다고 했다. "이거 먹고 양치질하는 거야~."라며 칫솔질에 대한 선제적인 보상으로 이용하는 것인데 제법 효과가 좋은 것 같다. 간식을 피할 수 없다면 현명히 즐길 수 있는 방법을 고민해야 할 때다.

유치열이 완성됐어요

 생후 34개월~만 6세

"와우, 제일 예쁠 때다~!" 이맘때 길을 나서면 꼭 어르신들이 한마디씩 하셨다. 아이가 제일 예쁜 시기라고. 이 시기의 아이들은 표현력도 많아지고 소위 '이쁜 짓'도 많이 한다. 하고 싶은 것도 할 수 있는 것도 많아지는 시기, 이 황금 같은 시기에 행하는 모든 것들이 차곡차곡 쌓여 아이의 미래가 된다. 엄마로서 함께해야 할 일들이 많다. 열심히 놀아야 하고, 쉼 없이 다녀야 한다. 그리고 또 잊지 말아야 할 것, 칫솔질 습관을 들여야 한다. 지금 만들어 놓은 습관은 아이가 사는 동안 치과 치료비로 큰돈을 들이지 않게 하고, 무시무시한 치통도 피해갈 수 있게 한다.

만 3세 즈음 완성된 유치열은 만 6세까지 특별한 변화 없이 이 상태를 유지한다. 이 시기는 건강한 습관을 들이기에도 손의 소근육을 단련시키는 데에도 아주 좋은 시기다.

구강 관리

생후 36개월 전후 아이들은 급격히 달라진다. 이전에 마냥 엄마의 손길만을 갈구했던 '아기'가 마치 한순간 부쩍 커서 '어린이'가 되어버린 듯한 느낌이랄까. 스스로 할 수 있는 것도, 하고 싶은 것도 많아진다. 뭐든지 시도해 보려고 관심을 두게 되는데 여기에 칫솔질도 예외는 아니다.

아이 스스로 칫솔을 잡아 이를 닦고 싶어 하면 하게 두어도 좋다. 방법을 잘 모르는 아이는 그저 입안에서 허공만 저을지도 모른다. 천천히 스스로 이 닦는 방법을 알려 주어야 한다. "둥글게 둥글게~ 둥글게 둥글게~ 빙글빙글 돌려가며 이를 닦아요~ 앞니도 쓱쓱쓱~ 어금니 싹싹싹~" 꼬맹이에게 처음 이 닦는 법을 가르칠 때 불러 주던 노래다. 치아를 둥글려 가며 닦아 내는 폰즈법(묘원법)과 딱 맞는 노래다.

아이들에게 어른들처럼 손목을 돌리거나 문지르는 칫솔질 방법은 어려울 수밖에 없다. 쉬우면서도 곧잘 닦이는 아이들의 치카 방법이 바로 원을 그리며 이를 닦는 폰즈법(묘원법)이다. 위아래 이를 살짝 문 상태에서 칫솔을 이에 대고 둥글리며 닦는 방법이다. 적은 힘과 어렵지 않은 동작으로 나름 효과적으로 플라크가 닦인다. 치아부터 잇몸까지 닦을 수 있다는 건 더 큰 장점이기도 하다. 물론 아직 엄마의 손길이 필요한 시기라 완벽한 칫솔질을 기대할 수는 없다. 그저 스스로 자신의 몸을 돌보는 연습을 하는 데에 의의가 있다.

'둥글게 둥글게' 노래를 두어 번 부르는 동안 아이 스스로 가볍게 닦고 나면, 엄마가 치실질을 해 준다. 그리고 자연스레 엄마의 마무리 칫솔질 순서로 이어진다.

칭찬 스티커

아이의 '습관 만들기'를 위해서는 칭찬 스티커를 빠뜨릴 수 없다. 매일 해야 할 '행동'을 정해 두고 칭찬 스티커를 완성하면 그에 따른 보상을 해 주는 방식으로, 좋은 습관이 아이에게 서서히 스며들도록 하는 방법이다. 하루 칫솔질 횟수나 치실질 여부, 혹은 간식 섭취 후 이 닦기 등의 약속을 정할 수 있다. 이때 약속은 무리하지 않는 선에서 단순하게 정하는 것이 좋다.

칭찬 스티커의 목적은 정한 목표를 성공하는 데에 있다. 성공이 쌓이면서 습관이 된다.

불소도포

불소에 거부감이 없는 경우 보통 이 시기부터는 불소도포를 시작하곤 한다. 불소는 치아를 단단하게 해 주어 충치균에 잘 저항할 수 있도록 돕는다. 이미 초기 충치가 시작되고 있거나 충치가 생길 가능성이 큰 아이들은 더 일찍부터 시작할 수도 있다. 대개 3개월에서 6개월 주기로 치과에서 정기적으로 관리를 받는데 보건소에서 구강보건 사업의 하나로 진행되는 곳도 있다.

일부 보건소에서는 치과에서 3만 원, 5만 원 하는 불소도포도 만 원 이내의 저렴한 비용으로 받을 수 있다. 지자체마다 구강건강을 위한 서비스들이 다르다. 일반적으로 불소도포나 스케일링, 그 외의 교육이나 관리들을 무료로 혹은 저렴하게 제공한다. 지금은 코로나19로 인해 보건소의 접근성이 떨어져 이용하기가 쉽지 않지만, 이 시기가 지나고 나면 주변의 보건소에 문의하여 필요한 서비스를 적절히 이용하는 것도 현명한 방법이다.

유치와 영구치가 섞여 있어요

 만 6세~만 13세

앞니가 빠져 구멍이 숭숭 난 채로 환하게 웃고 있는 아이들을 보고 있노라면 기분이 좋아진다. 이가 잔뜩 빈 채로 맑게 웃는 일은 이 시기가 아니면 할 수 없는 일이다. 어찌나 해맑게 웃는지 가끔 보면 우습기까지 하다. 이가 빠지고 다시 나오기를 반복하는 '혼합치열기'는 만 6세부터 시작되어 초등학교 고학년때까지 지속된다.

혼합치열기는 말 그대로 유치와 영구치가 혼합된 시기라는 의미다. 키가 작고 약한 유치와 갓 올라온 커다란 영구치가 마구섞여 있어 입안은 정돈되지 않은 느낌이다. 치아들의 높이가맞지 않아 음식물도 많이 끼이고 치열도 삐뚤빼뚤, 치아 색도

얼룩덜룩해 영 예쁘지가 않다.

구강 관리

혼합치열기는 유치와 영구치가 복잡하게 섞여 있다. 작은 치아와 큰 치아가 마구 엉켜 있고, 빠진 치아의 비어 있는 공간과 겹쳐 난 치아들이 섞여 기준이 없는 듯 보이기도 한다. 치열이 복잡할 수밖에 없는 이 시기에는 칫솔질도 더 꼼꼼해야 한다.

초등학교에 들어간 아이는 이제 뭐든지 혼자 하려고 한다. 엄마 없이는 밖에 나가지도 못하던 꼬마가 이제는 엄마 없이 친구들과 따로 만나 시간을 보내기도 한다. 칫솔질도 마찬가지다. 충분히 스스로 잘할 수 있다고 생각하는 이 시기 아이들은 엄마가 도와주는 것을 그리 달가워하지 않을지도 모른다.

듬성듬성 빠진 치아 때문에 여기저기 공간이 있어 더 닦이지 않는다. 빈 공간 주변 치아들은 플라크가 많이 쌓이고, 씹지 못하는 쪽은 음식물 찌꺼기도 오래 남는다. '칫솔질 방법'을 가르치는 것도 중요하지만, 더 중요한 건 '무엇을' 닦아야 하는지 알려 주는 것이다. 나중에 찾아올 '귀찮음'을 이겨 내려면 왜 이를 닦아야 하는지를 알아야 한다. 아이들은 '무엇'을 닦아야 하는지도 모른 채 기계적으로 칫솔만 움직이고 있을지도 모른다. 치아에 끈적이게 붙어 있는 '치면세균막(플라크)'을 없애야 한다는 걸 알려 주는 것부터가 시작이다.

아침에 일어나 혀로 치아를 슥 훑어보면 텁텁하고 거칠한 막이 느껴진다. 물로 세게 헹구어 내도 도무지 없어지지 않는다. 이를 닦지 않은 채 식사를 하고 또 시간이 지나면 그 막이 더 두터워지고 거칠어지기만 할 뿐 저절로 없어질 생각은 하지 않는다. 그게 바로 온갖 세균들의 온상인 '치면세균막'이다. 우리가 이를 닦는 목적이 바로 그 막을 치아에서 떨궈 내는 것이다.

이를 닦는 방법은 칫솔질의 목적을 제대로 알고 난 다음의 일이다. 치아에 손상이 가지 않는 범위에서 어떤 식의 움직임으로든 치아에 붙어 있는 텁텁한 막을 닦아 내면 그만이다. 어릴 때 알려 주었던 폰즈법(fones method)을 유지하며, 아이들의 성장과 손기술 발달에 따라 여러 칫솔질 방법(회전법과 스크러빙법, 바스법 등)도 병행할 수 있도록 해야 한다. 이때 치과에 방문해 전문가의 교육을 받는 것도 좋은 방법이다.

유치 발치

요즘에는 첫 이가 빠지는 시기도 점점 빨라지고 있는 듯 느껴진다. 유치원 6세 반에는 벌써 이가 빠진 친구들이 여럿이고, 아직 만 5세도 되지 않았는데 이가 흔들리는 친구들도 종종 보인다. 처음에는 이가 빠질 시기라는 걸 모르고 방심하고 있다가 깜짝 놀라기도 한다. 간혹 유치가 빠지기 전부터 안쪽에 영구치가 먼저 올라오기라도 하면 더 소스라치게 놀란다. 가장 먼저 흔들리는 치아는 생후 6개월 즈음 밥풀떼기처럼 올라왔던 아래쪽 앞니다. 치아는 나는 것도 빠지는 것도 대칭이라 아래쪽 앞니 두 개가 거의 동시에 흔들리고 빠지게 된다.

파노라마 촬영

치과에서 찍는 큰 엑스레이 사진이 있다. 얼굴 전체가 넓게 펼쳐져서 나오는 사진으로, 겉으로 보이는 치아뿐 아니라 뼛속에 숨어 있는 치아까지 확인할 수 있다. 첫 이가 빠지는 6살, 7살 즈음에는 이 큰 사진도 한 장 찍어 보는 것이 좋다. 건강보험이 적용되어 만 원 이내의 비용으로 확인이 가능하다(2022년).

요즘엔 유독 치아가 한두 개씩 없는 친구들도 많고, 반대로 치아의 개수가 많아 뼛속에 과잉치가 숨어 있는 일도 있다. 영구치의 개수가 적을 때는 유치를 빼지 않고 남겨 두어야 할 수도 있고, 좋지 않은 위치에 있는 과잉치는 작은 발치 수술로 미리 빼 주어야 할 수도 있다. 이가 빠지고 새로 나오기 시작하는 이 시점에 미리 전체 사진을 찍어 치아의 개수와 위치를 확인해 보는 건 중요한 일이다. 문제가 있을 때 자칫 시기를 놓치면 나중에는 더 손대기 어려워질 수 있기 때문이다.

6세 구치 관리

아이의 입안 구석에서 처음 올라오는 6세 구치는 작은 입에 어울리지 않을 정도로 커다랗고 넓적하다. 가장 중요한 치아이기에 올라올 때부터 꼼꼼히 신경을 써야 하는데, 잇몸에 덮여 있는 시기가 생각보다 길어 관리도 쉽지 않다. 6세 구치가 올라온다는 사실을 미리 알고 있지 않으면 자칫 유치라고 오인하여 관리에 소홀해진다. 유독 울퉁불퉁한 이 치아의 특성상 음식물도 많이 끼이고 잘 제거되지도 않는다. 지인의 아이 역시 이가 올라오는 중인데 하루라도 빨리 완전히 올라오기를 기다리고 있다. 다 올라오자마자 충치 치료를 해야 하기 때문이다. 6세 구치는 이런 일이 아주 흔하다. 나오자마자 치료의 흔적을 남기게 되는 일 말이다.

이가 잇몸을 뚫고 올라오는 동안에는 이를 닦다 건드려 피가 날 수도 있다. 유치도 영구치도 마찬가지다. 이럴 때는 칫솔질을 피할 것이 아니라 더 세심하게 닦아야 한다. 올라오는 동안 잘 관리해서 씹는 면이 무사히 나오게 되면 치아 홈 메우기를 할 때다. 충치가 생기거나 손상되면 할 수 없는 예방 처치이기에 서두르는 것이 좋다. 치아 홈 메우기는 울퉁불퉁한 어금니 씹는 면의 복잡한 홈을 미리 코팅해 주는 처치다. 건강보험이 적용되는 항목이기에 비용 부담도 적고 아프거나 힘든 진료도 아니어서 수월하게 받을 수 있다. 항상 그렇듯 충치 예방에는 큰돈이 들지 않는다. 치료보다 예방에 공을 들여야 하는 여러 이유 중 하나다.

미운 오리 새끼

영구치가 나기 시작하면 예쁜 치아에 대한 기대감과는 반대로 어색함이 더욱 심해지는데, 기존의 치아보다 누렇고 커다란 치아가 올라오기 때문이다. 게다가 가장 잘 보이는 위쪽 앞니는 가지런하지 않고 치아 사이도 멀찍이 벌어져 있어 더 걱정스럽다. 새 치아가 예쁘기를 바라는 건 모든 엄마들의 마음이지만 영 바람과는 다르다. 이 시기를 '미운 오리 새끼(Ugly Duckling Stage)' 시기라고도 부르는데, 그엔 합당한 이유가 있다.

동화 '미운 오리 새끼'에서 아기 백조는 오리들 사이에서 못생겼다고 미움을 받지만 결국 예쁜 백조로 성장한다. 그처럼 '나중에는 예뻐질' 치아가 가장 미운 시기라는 의미로 지어진 이름이다. 처음 나는 위쪽 앞니는 마치 부채처럼 양옆으로 벌어져 나곤 한다. 아직 나오지 못한 뼛속의 영구치들 때문에 앞니의 뿌리가 바르게 서기 어려워서 그렇다. 주변의 치아, 특히나 위쪽 송곳니가 내려올 즈음 자연스레 앞니도 바르게 자리 잡는다. 송곳니가 나는 시기는 만 11살 전후로, 만 7살 전후에 나오는 앞니에 비해 많이 늦다. 꽤 오랜 시간 '미운 오리'일 수밖에 없지만, 나중에 백조가 될 것은 당연한 일이다.

교정 시기 확인

요즘엔 치아 교정 장치를 붙이고 있는 아이들을 심심치 않게 볼 수 있다. 초등학교 고학년부터 중·고등학교 아이들까지 언제 시작하냐의 차이일 뿐 많은 친구들이 치아 교정을 거친다. 아이들의 턱과 얼굴은 작아진 데 반해 치아의 크기는 그대로이다 보니 이가 나올 공간이 부족한 탓이다. 게다가 미적인 부분에 대한 아이들의 관심도 지대해 교정을 하고 싶다며 부모님을 조르는 친구들도 많다.

이가 나올 공간이 너무 좁아 겹쳐 난다거나 과하게 벌어진 경우, 영구치의 위치가 좋지 않을 때에는 치아 교정이 필요하다. 교정에 적합한 시기는 아이들의 성장 발달에 따라 다르지만, 대부분 초등학교 고학년 즈음에는 시작할 수 있다. 아이의 치아 교정이 예상된다면 미리미리 검진하며 내 아이에게 적합한 시기와 방법을 논의해 보는 것이 좋다.

칫솔질 독립의 시기

열 살이 갓 지난 초등학교 4학년은 학교 구강 검진의 일환인 '치과 주치의 사업'의 대상이기도 하다. 실제로 치과 주치의 제도를 통해 만난 4학년 아이들의 입안을 보고 놀라지 않을 수 없었다. 정말 많은 아이들이 이를 닦지 '못하는' 것이 아니라 이를 닦지 '않았기' 때문이다. 이 닦는 데에 큰 의미를 느끼지 못하니 스킬의 문제가 아닌 '귀찮음'이 올라오는 탓이었다. 충치가 조금 생기는 것쯤은 크게 대수롭지 않아 하는 아이들이 많다. 이맘때 아이의 충치가 무서운 건 엄마뿐이다. 아무리 소근육이 충분히 발달했고 스스로 닦을 수 있더라도 가끔은 엄마의 눈과 손이 닿아야 하는 이유다.

이제 모두 영구치예요

 만 13세 이후

"띠- 연습 경기는 끝났습니다. 본경기가 시작됩니다."

치아가 많이 망가진 어떤 사람이 기회를 한 번만 더 달라며 울부짖는 소위 '짤' 형태의 게시물을 본 적이 있다. 주르르 달린 댓글 또한 옹호하는 글 천지였다. 예전과는 달리 100세 시대가 되었으니 중간에 한 번 정도는 더 치아 교체의 기회를 주어야 한다는 댓글에서는 고개까지 끄덕여졌다. 우리에게 치아 관리의 기회는 단 두 번뿐이다. 두 번의 기회를 놓치면 이제 더는 건전한 치아를 만날 수 없다. 게다가 그 첫 번째 기회는 사리 분별은커녕 기억도 잘 나지 않는 어린 시절이라니, 억울하다면 억울할 지경이다.

모든 유치가 영구치로 교체되면 입안에 유치는 남아 있지 않게 된다. 만 12~13세 즈음 마지막 영구치 어금니가 올라오면 드디어 성인과 같은 28개의 영구치를 가지게 된다. 연습 경기는 끝났으니 이제부터는 진지한 본경기가 시작된다.

이제부터는 엄마 아빠의 관리 방법과 다르지 않다. 평생을 함께해야 하는 치아들이니 소중히 관리할 수 있도록 옆에서 독려해 주어야 한다. 세상이 좋아져 작은 나사가 치아를 대체하는 시대가 되었지만, 타고난 치아를 따라가기에는 아직 많이 부족하다.

구강 관리

아이들은 충치가 잘 생기지만, 성인들은 충치보다 잇몸 질환에 더욱 취약하다. 사실 가장 무섭고 슬픈 건 충치보다는 풍치(잇몸병)다. 치아를 한꺼번에 망가뜨리기 때문이다. 청소년기는 아이와 성인의 중간 단계로 충치와 잇몸 질환 모두를 관리해야 하는 시기다. 대부분 치아의 가운데 면은 센 힘으로 닦아 내지만, 잇몸 부위는 닦지 않고 넘어가는 경우가 많다. 플라크 검사를 해 봐도 거의 잇몸 주변에 잔뜩 남아 있곤 한다. 치아만 닦는 것이 아니라 치아와 잇몸의 경계 부위, 그 부분부터 신경 써서 닦을 수 있도록 알려 주어야 한다. 칫솔질은 이만 닦는다고 끝나는 것이 아니다. 잇몸도, 혀도 깨끗이 닦아야 마무리된다.

사춘기 치은염

본격적인 2차 성징으로 호르몬의 변화가 일어나는 시기에는 가벼운 잇몸병을 겪기도 한다. '사춘기 치은염'이라고도 하는데, 호르몬의 변화로 인해 잇몸이 예민해져 붓고 피가 나고 검붉어지는 등 염증이 생기는 증상을 나타낸다. 흡사 임신 중 호르몬 변화와 비슷하다. 이런 증상이 있을 때는 기존의 일반모 칫솔을 미세모로 바꾸고, '바스법(Bass method)' 등 잇몸에 집중하는 칫솔질 방법을 사용하는 것도 도움이 된다.

정기 검진의 중요성

이전부터 스스로 관리하는 습관이 잘되어 있지 않았던 경우, 이 시기부터는 엄마의 손길이 닿지 않아 관리가 더 쉽지 않다. 엄마 말은 안 들어도 '전문가'의 말은 듣는 시기다. 어느 때보다 전문가의 손길이 필요하다.

치과 검진은 3개월 혹은 6개월 주기로 받는 것이 좋다. 성인은

6개월이 적당하지만, 충치에 취약하거나 아직 관리가 잘되지 않는 아이들은 3개월 주기로 검진을 받기도 한다. 아이의 구강 상태에 따라 치과에서 권장하는 검진 주기를 따르는 것이 좋다. 충치가 생기고 나서 방문하는 것이 아니라 미리미리 관리하는 것이기에 생각보다 꾸준히 치과를 찾기가 쉽지는 않다. 문제가 없을 때는 자꾸 미루고 싶은 것이 사람의 심리이기 때문이다.

3개월이나 6개월 주기의 검진을 독려하는 이유는, 그 사이에는 문제가 생기더라도 조기에 발견해서 치료할 수 있기 때문이다. 치과 진료는 초기에 발견해서 치료해야지만 덜 힘들고 수월하게 마무리할 수 있다. 적정한 시기를 놓쳐버리면 더 두렵고 힘든 치료를 받아야 한다. 또한 이에 상응하는 큰돈이 드는 건 당연한 수순이다.

이갈이와 턱관절 통증

급성장기 일시적인 이갈이나 턱관절 통증이 나타나는 경우가 많다. 심리적인 이유이거나 성장 과정 중의 자연스러운 증상일 수 있다. 이를 꽉 물거나 턱을 괴는 등 턱에 무리가 가는 행동은 피하는 것이 좋고 질기거나 딱딱한 음식도 줄이는 것이 상책이다. 턱 근육이 불편할 때는 따뜻한 온찜질도 도움이 된다. 시간이 지나며 저절로 나아지는 경우가 대부분이지만, 치아 면이 손상될 정도로 증상이 심할 때는 치과에서 치아를 보호하는 장치를 제작해야 하는 경우도 있다.

사랑니

청소년기를 지나 성인기에 접어들 때 즈음 입안 깊숙한 곳에서부터 사랑니가 올라오기 시작한다. 사랑니는 모두 4개로, 다 있는 사람도 있고 아예 없는 사람도 있다. 크기도 모양도 제각각인데다가 나오는 시기도 장담할 수 없어 고등학교 재학 중에 나오기도 하고 성인이 되고 한참 지나서 올라오기도 한다. 대부분 나올 공간이 좁아 삐뚤게 나거나 반쪽만 나오기도 한다. 혹은 뼛속에 매복되어 나오지 못할 수도 있다. 입안에 공간이 충분해 바르게 나오더라도 꼼꼼히 닦기가 쉽지 않아 망가지는 경우가 많다.

사랑니가 아프거나 주변 치아에 해를 입힐 것이 예상될 때는 빼는 것이 옳다. 그렇지 않다면 작은 사이즈의 칫솔을 이용하여 안쪽 구석까지 잘 닦으며 관리하는 애정이 필요하다.

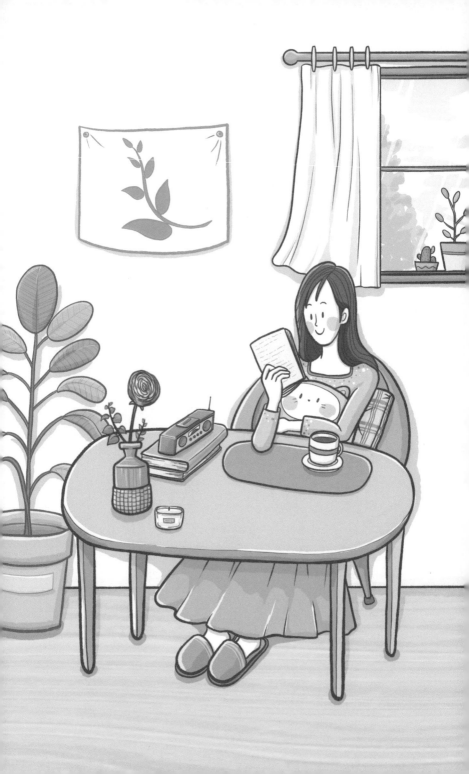

치아가 나오는 순서와 치아 번호

✔ '아~' 하고 입 벌리고 있는 모양이라고 생각하고 보세요.

✔ 치아 나오는 시기나 순서는 조금 빠르거나 늦어도 괜찮습니다.

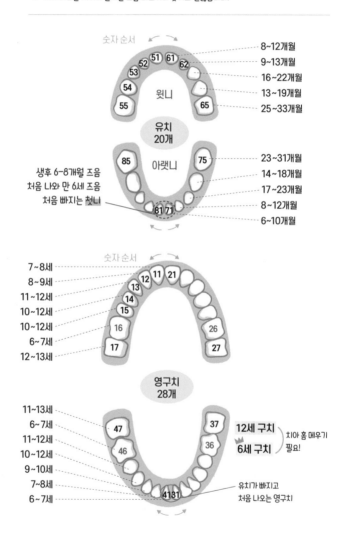

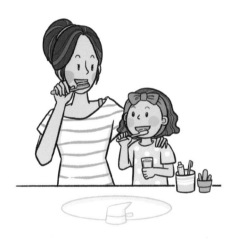

엄마가 된 치과위생사의
다정한 치카 이야기